Les Cahiers Dr. Good! Michel Cymes

Carole Garnier

Je mange mieux, et moins de viande

Illustrations :
Charlotte Picciotto (intérieur)
Kei Lam (couverture)

SOLAR EDITIONS

Sommaire

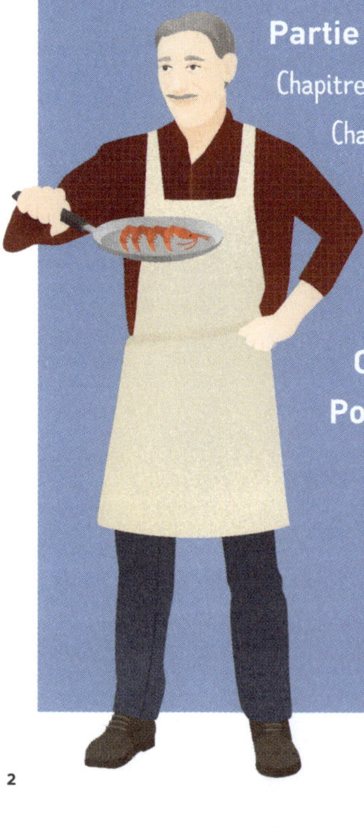

Le mot de Michel Cymes

Bœuf bourguignon, poulet rôti, gigot d'agneau, saucisse-purée : il faut bien reconnaître que la viande représente l'une des pierres angulaires du répertoire culinaire français. Pourtant, depuis quelques années, on nous répète qu'il faut moins en manger, autant pour des questions de santé que pour des raisons d'environnement et de bien-être animal. Et, clairement, il est urgent de revoir nos habitudes : nous n'avons ni besoin d'en manger tous les jours, ni l'obligation d'acheter des viandes transformées ou bas de gamme. Ce n'est même pas une question de coût : d'une part, il existe des sources de protéines de qualité peu onéreuses, et d'autre part, manger une viande plus chère ne grève pas le budget si on en mange moins souvent !

À titre personnel, j'ai réduit ma consommation de viande depuis quelque temps déjà. Je ne m'en prive pas complètement, car j'aime la viande, et elle apporte de nombreux nutriments intéressants pour la santé, mais j'en mange moins souvent qu'avant et je la choisis obligatoirement d'excellente qualité. Le bon compromis, c'est d'en manger moins, et mieux, et ce n'est pas compliqué : il suffit de quelques connaissances et bons réflexes pour mettre en place de nouvelles habitudes, plus saines, sans renoncer à la convivialité ni à ces plats tradi qu'on aime tant !

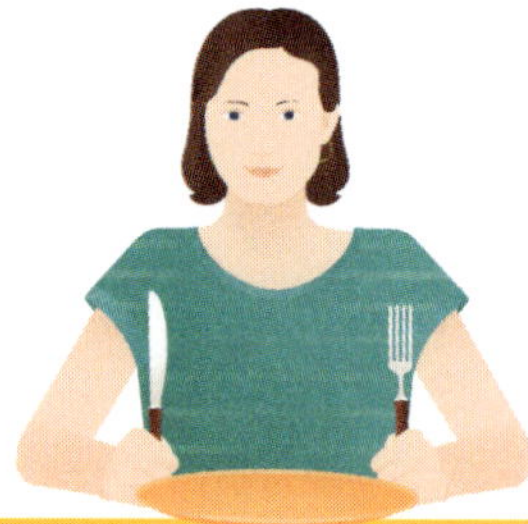

L'autodiagnostic

Où en êtes-vous avec la viande ?

Petit ou gros mangeur ? Viande brute ou transformée ? Faites le point sur votre consommation de viande avec ce test.

Quel est votre déjeuner favori à la brasserie à côté du bureau ?

- Un tartare-frites.
- Une salade norvégienne, avec du saumon fumé et des crevettes.
- Vous choisissez surtout en fonction des labels annoncés à la carte. Oui à une viande à condition qu'elle soit française et que sa traçabilité soit annoncée. Sinon un poisson.

Le soir, votre menu se compose le plus souvent de :

- Un reste de plat que vous avez cuisiné le week-end : hachis parmentier, gigot, filet mignon...
- Une poêlée de tofu et de légumes, ou un plat veggie : salade de lentilles ou chili *sin carne*.
- Ce que vous avez dans le réfrigérateur, sinon vous ouvrez des sardines en boîte, accompagnées de pommes de terre vapeur. Sain et express !

Dimanche midi, vous recevez de la famille :

- Le rôti de bœuf, c'est la base ! Avec des sauces qui vont bien, et une purée ou des frites.
- Un poisson au four ou en croûte de sel : convivial et léger.
- Un poulet bio ou Label Rouge rôti, une variété de légumes de saison, des pommes de terre vapeur, et le tour est joué !

Vous rentrez tard après avoir pris un verre avec des collègues. Vous grignotez :

- Ce que vous trouvez dans le réfrigérateur : un peu de saucisson, un morceau de fromage...
- Un bol de soupe ou un bol de flocons d'avoine.
- Vous avez des tranches de jambon Label Rouge, avec du fromage frais et du pain, ce sera parfait.

Une amie vous emmène dans un restaurant végétarien healthy :

- Vous renâclez et proposez plutôt la brasserie juste à côté.
- Génial, vous avez découvert les *buddha bowls* avec de l'avocat, de la patate douce, des crudités et du tofu mariné, vous adorez !
- Vous y allez avec plaisir, vous n'êtes pas contre un repas végétarien de temps en temps.

Votre sandwich préféré :

- Rosbif-cornichons, en baguette.
- Un sandwich de falafels ou un thon-crudités.
- Un bon jambon-beurre, à condition que ce soit du jambon de qualité et non de l'épaule bas de gamme.

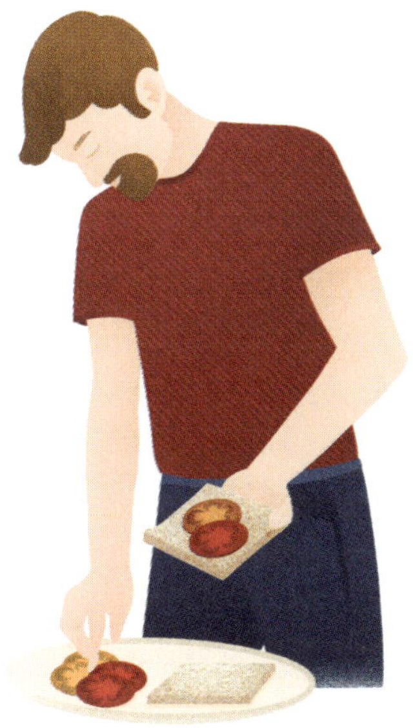

La dernière fois que vous avez mangé de la viande :

- Hier, à la cantine du bureau.
- Vous ne savez plus précisément, mais il y a un moment...
- Le week-end dernier : vous avez acheté une bonne volaille chez votre petit producteur du marché.

Vous trouvez que vous mangez...

- Un peu trop de viande, mais vous en avez toujours mangé autant, et c'est comme ça depuis que vous êtes enfant, c'est de famille.
- Peu ou pas de viande, vous n'aimez pas trop ça pour plein de raisons. Mais vous vous demandez si vous équilibrez bien vos repas.
- Moins de viande depuis quelque temps, et vous vous en trouvez très bien comme cela.

Vos pâtes préférées :

- Spaghettis bolognaise ou carbonara, aux petits lardons ou avec de la poitrine fumée.
- Aux crevettes ou *alla vongole* (aux palourdes).
- Au pesto ou à la sauce tomate, toutes simples, avec un voile de parmesan.

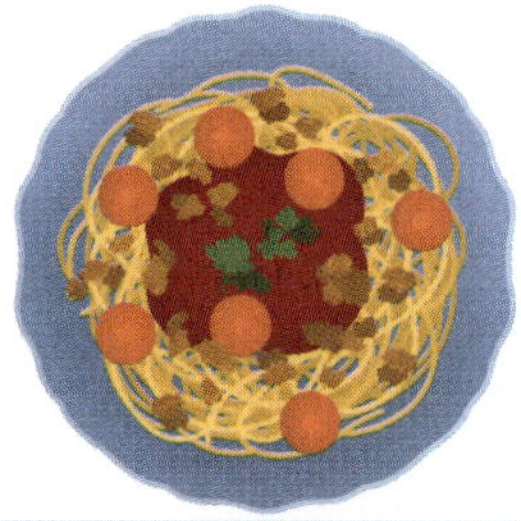

Faites les comptes !

Vous avez une majorité de : Vous mangez trop de viande (profil 1)

Vous mangez de la viande, rouge ou blanche, tous les jours. Dans votre famille, on a toujours fait comme ça, pas facile de changer vos habitudes ! Sans compter que vous aimez bien une volaille en sauce, un steak haché, un burger, la charcuterie... Vous êtes conscient que ce n'est pas très bon pour vous, mais vous ne savez pas trop comment vous y prendre pour changer vos habitudes en douceur. Nous allons vous y aider, notamment en réhabilitant les produits de la mer ou en instaurant un dîner veggie par semaine. Vous trouverez plein d'astuces pp. 38-39.

Vous avez une majorité de : Vous avez arrêté ou allez arrêter de manger de la viande (profil 2)

Vous n'avez jamais trop aimé la viande, mais vous en mangiez par habitude ou éducation. Et, depuis les récents scandales alimentaires et autres documentaires de L214[1], vous avez décidé de sauter le pas et de passer à une alimentation végétarienne. Mais vous ne maîtrisez pas forcément toutes les notions diététiques et vous avez peur d'avoir des carences. Ne vous inquiétez pas, vous trouverez pp. 35-47 des conseils pour couvrir vos besoins en protéines, vitamines et minéraux.

Vous avez une majorité de :
Vous vous orientez vers une consommation de viande plus qualitative (profil 3)

Vous passer complètement de viande ? Franchement, vous n'êtes pas prêt, car vous ne dites jamais non à une bonne volaille ou à un bon bourguignon. Mais vous n'avez plus envie d'en manger tous les jours, d'en prendre au restaurant quand vous n'êtes pas sûr de sa qualité, ou encore de participer au business d'éleveurs peu scrupuleux. Vous êtes en quête de labels de qualité, de producteurs responsables... Nous vous aidons à trouver des solutions pour manger des viandes de qualité, en décryptant les étiquettes et en identifiant les bons circuits, pp. 31-34.

1. Association de protection animale qui réalise des vidéos choc dans les abattoirs et les élevages.

Partie 1

La viande, de quoi on parle ?

Elle fait partie de notre alimentation depuis des millénaires. Autrefois réservée aux plus riches, elle est désormais servie sur toutes les tables. Et si elle présente de nombreuses qualités pour la santé, elle a aussi des aspects plus négatifs. On fait le point.

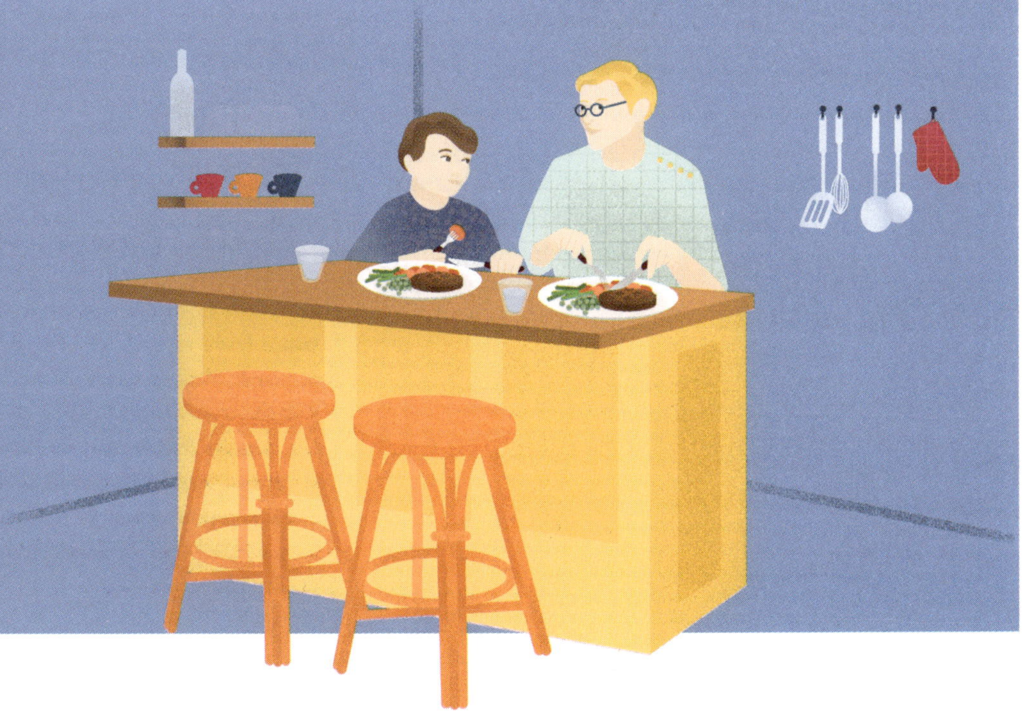

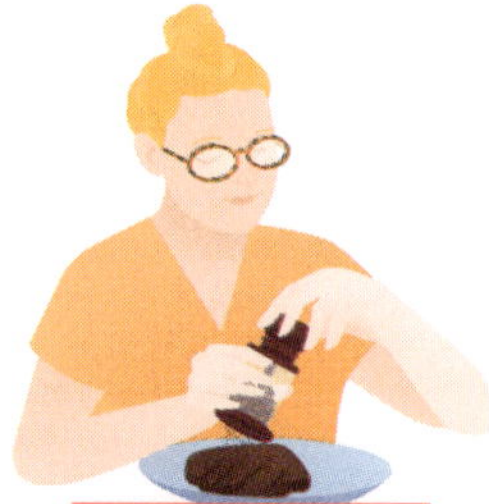

Chapitre 1

La viande, un aliment pas comme les autres

Consommée depuis des milliers d'années, la viande est un aliment auréolé de symboles. Rien d'étonnant à ce que le débat autour de sa consommation suscite tant d'émotions.

Depuis quand l'homme consomme-t-il de la viande ?

Par nature omnivore, l'homme a vu son régime alimentaire évoluer au fil du temps. Il y a quelque 2,5 millions d'années, les *Homo habilis* se nourrissaient de végétaux, d'insectes et de petites proies, le plus souvent par charognage. Côté préparation, c'était cru, point barre. En découvrant la chasse, leurs descendants ont commencé à manger davantage de viande (bien avant de manger du poisson), ce qui, selon certains chercheurs, aurait notamment permis de développer la taille de leur cerveau.

PRODUITS D'ORIGINE ANIMALE CONSOMMÉS PAR L'HUMANITÉ EN UNE ANNÉE

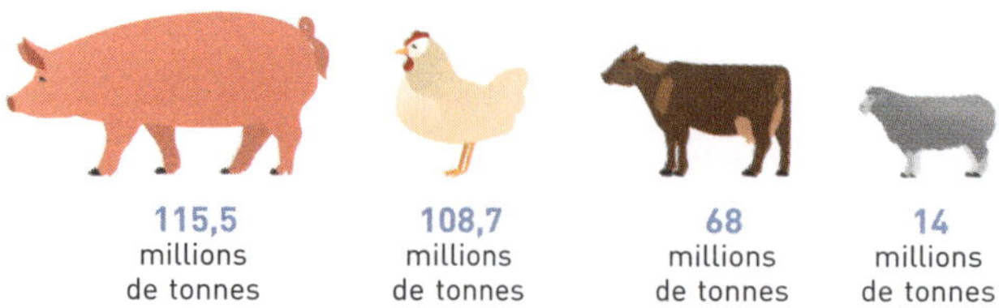

PRODUITS CARNÉS, VIANDE TRANSFORMÉE...

Les produits carnés englobent la viande brute et les produits à base de viande, dont ce qu'on nomme la « viande transformée », c'est-à-dire une viande traitée par salaison, maturation, fermentation, fumaison ou autres processus, comme les jambons, saucissons, rillettes, la viande séchée ou la viande en conserve.

Une forte symbolique

Symbole de force physique, de richesse et de pouvoir, objet d'interdits dans les religions antiques comme modernes, la viande a toujours été considérée comme un aliment « à part ». En France, elle fut pendant longtemps réservée aux classes dominantes, et les classes les moins aisées en consommaient rarement, à certaines occasions seulement. On en mangeait ainsi moins de 20 kg par an et par personne avant la Révolution française. Sa consommation a commencé à augmenter à la fin de la précarité alimentaire, après la Révolution. Elle a ensuite explosé pendant les Trente Glorieuses, entre 1945 et 1973, pour atteindre 86,7 kg par an et par habitant.

LA CONSOMMATION MOYENNE DE VIANDE DES FRANÇAIS

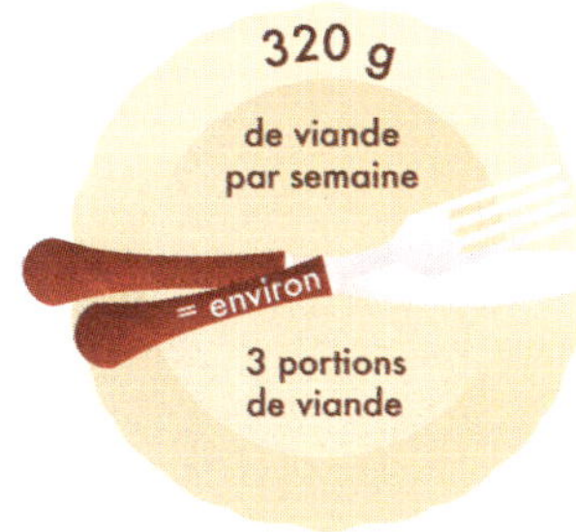

Aujourd'hui, est-ce qu'on en mange trop ?

Certains Français mangent peu de viande, et d'autres beaucoup ! En France (contrairement au niveau mondial), la consommation de viande décline depuis les vingt dernières années. Pour les viandes de boucherie (bœuf, veau, agneau, porc et viande chevaline), on est passé de 58 g par jour et par personne en 2007 à 46 g en 2016, ce qui correspond à une consommation moyenne de 320 g par semaine[2]. Soit deux à trois portions par semaine.

De grandes disparités

Mais il existe de grandes disparités entre les Français : selon l'étude CREDOC[3] de 2016, 20 % des Français en consommaient plus de 500 g par semaine. En revanche, si l'on regarde ces mêmes chiffres pour la viande « en général », c'est-à-dire en prenant en compte les viandes de boucherie, les charcuteries, les produits tripiers, les volailles et les gibiers, transformés ou non, on passe à 135 g par jour, soit 945 g par semaine, ou une dizaine de fois par semaine (sur quatorze repas principaux). Autre fait notable : on la consomme de moins en moins sous forme « entière » et de plus en plus sous forme transformée (sandwichs, hamburgers ou plats préparés).

UNE CONSOMMATION MONDIALE QUI EXPLOSE

Depuis les années 1960, la consommation de viande (en particulier la volaille et le porc) a plus que triplé dans les pays émergents d'Asie, d'Amérique du Sud et d'Afrique. Selon la FAO (l'Organisation des Nations unies pour l'alimentation et l'agriculture), la production mondiale de viande en 2016 était de 317 millions de tonnes. On estime aujourd'hui la consommation mondiale à 42 kg par an et par personne en moyenne, avec des pays où on en consomme moins de 10 ou 15 kg (Afrique subsaharienne), et d'autres où on est à plus de 110 ou 120 kg (États-Unis, Australie, Canada) !*

** Source : FAOSTAT, 2011. Chiffres donnés en « équivalents carcasses », c'est-à-dire incluant des parties non comestibles comme les os et les tendons. Le ratio carcasse/viande désossée est en moyenne de 1,3.*

2. CREDOC/CCAF 2007 et 2016.
3. CREDOC/Interbev.

Que nous apporte-t-elle ?

Pour réduire sa consommation de viande sans créer de carences au niveau nutritionnel, il faut garder en tête que la viande apporte des nutriments intéressants pour la santé, comme des protéines d'excellente valeur biologique ou des minéraux. Mais qu'elle peut aussi être riche en graisses. On fait le point pour bien équilibrer ses futurs menus.

EN CHIFFRES

11 KG : C'EST LE POIDS DE PROTÉINES DANS LE CORPS D'UN HOMME DE 70 KG. 43 % SE TROUVENT DANS LE MUSCLE, ET 15 % DANS LA PEAU ET LE SANG.

Source : ***http://www.sante-et-nutrition.com/proteines/***

Des protéines...

Le point fort de la viande : un apport en protéines important, entre 18 et 39 g pour 100 g (une fois la viande cuite ou séchée) selon les morceaux.

Et les protéines sont indispensables à l'organisme : elles participent entre autres à la constitution des muscles, de la peau, des phanères (ongles, cheveux, poils...), des hormones, au bon fonctionnement du système immunitaire... Elles servent également à la synthèse d'enzymes digestives, de l'hémoglobine, d'immunoglobulines (anticorps), d'hormones et de récepteurs d'hormones...

TENEUR EN PROTÉINES D'ALIMENTS COURANTS	
Portion	**Teneur en protéines**
100 g de viande des Grisons (viande de bœuf séchée)	39 g
100 g de jambon cru	26 g
1 steak haché de bœuf à 15 % de M. G. (cuit)	24 g
100 g de pavé de bœuf	22 g
100 g de saumon fumé	22 g
100 g de saumon	21 g
100 g de blanc de poulet	20 g
100 g de jambon blanc découenné	20 g
1 boule de mozzarella (125 g)	20 g
100 g de crevettes décortiquées	19 g
100 g de cabillaud	18 g
2 œufs	15 g
60 g de lentilles (avant cuisson)	15 g

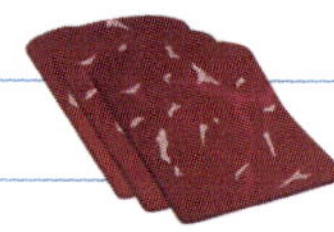

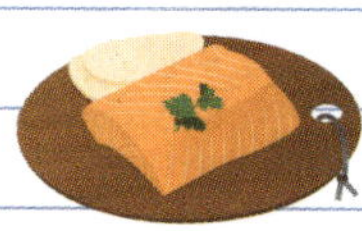

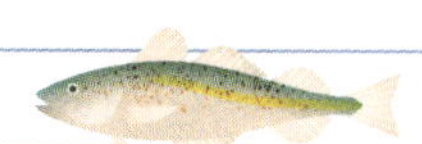

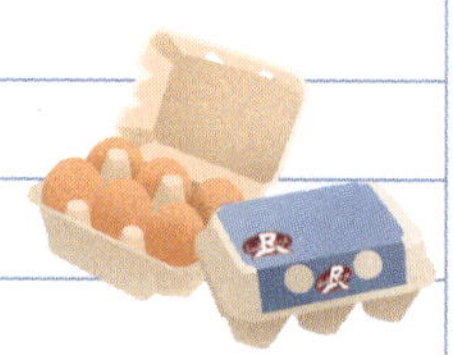

TEUR EN PROTÉINES D'ALIMENTS COURANTS	
Portion	**Teneur en protéines**
100 g de tofu (à base de soja)	15 g
60 g de quinoa (avant cuisson)	8,2 g
30 g de comté	8 g
60 g de pâtes (avant cuisson)	7,5 g
30 g d'amandes	6,6 g
1 yaourt (125 g)	5 g
15 cl de lait demi-écrémé	4,8 g
30 g de pain complet	2,4 g

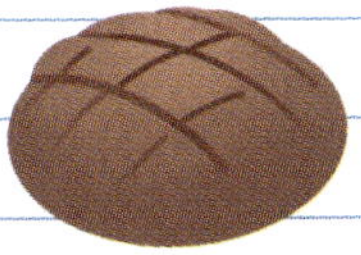

Source : *ciqual.anses.fr*

Des protéines d'excellente valeur biologique

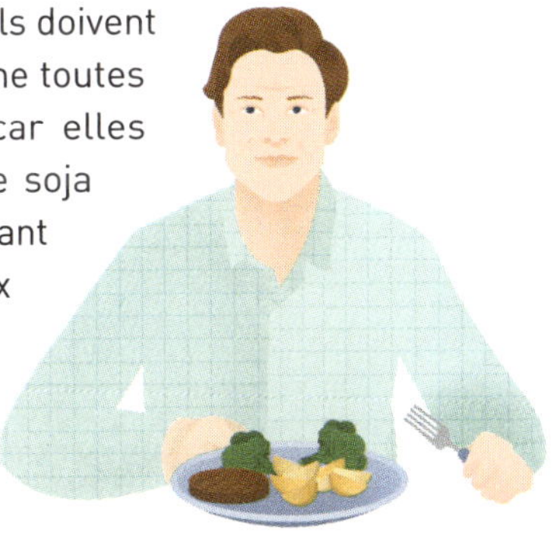

Les protéines sont composées de vingt-deux acides aminés dont neuf sont dits « essentiels », car ils ne peuvent pas être synthétisés par l'organisme : ils doivent donc être apportés par l'alimentation. Les protéines de la viande, comme toutes les protéines animales, sont dites de « haute valeur biologique », car elles contiennent ces neuf acides aminés. À noter : parmi les végétaux, le soja (37,8 g de protéines) et le quinoa (13,8 g) font figure d'exception en apportant tous les acides aminés essentiels (mais en quantités inférieures aux produits d'origine animale). Autre point : pour évaluer la qualité nutritionnelle d'une protéine, il faut prendre en compte sa composition en acides aminés d'une part, mais aussi sa digestibilité, c'est-à-dire la faculté du tube digestif à l'absorber.

Quels sont nos besoins en protéines ?

Les protéines entrent dans la composition de tous les organes de notre corps. Et puisque les cellules de l'organisme sont en perpétuel renouvellement, un apport quotidien en protéines est nécessaire. Selon l'ANSES (Agence nationale de sécurité sanitaire de l'alimentation, de l'environnement et du travail), l'apport nutritionnel conseillé (ANC) en protéines varie selon les âges et les profils :

- pour un adulte : 0,83 g par kilo de poids et par jour (soit par exemple 54 g de protéines pour une personne de 65 kg),
- pour une personne âgée : 1 g,
- pour une femme enceinte ou allaitante : 1,2 g.

Il semble qu'en France, nous consommions plutôt 1,4 g de protéines par kilo de poids et par jour. Ce qui est un peu trop !

Du côté des enfants, leurs besoins varient au fil de leur croissance :

- un enfant de 3 ans a besoin de 14 g de protéines par jour (soit par exemple 1 bol de 25 cl de lait demi-écrémé + 1 yaourt + 1 portion de fromage + 40 g de viande, poisson ou œuf),
- un enfant de 10 ans a besoin de 27 g de protéines par jour, à 12 ans, de 32 g…

Quant aux sportifs (professionnels ou pratiquant de façon intense), les coachs proposent généralement un apport autour de 1,5 g de protéines par kilo de poids corporel, voire un peu plus quand il s'agit d'haltérophilie ou de prise de masse. Mais bon, vous n'en êtes pas forcément à ce stade, n'est-ce pas ?

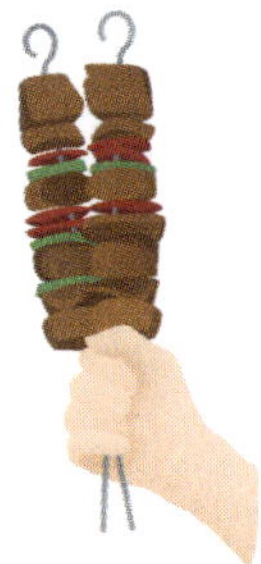

LE BON CONSEIL DE Dr. Good!

En cas d'insuffisance rénale, les reins ne peuvent plus éliminer l'urée, issue de la dégradation des protéines, qui s'accumule dans le sang avec d'autres toxines. Dans la prise en charge de cette maladie, il est impératif de ne pas dépasser 0,6 g de protéines par kilo et par jour, c'est-à-dire 39 g pour une personne de 65 kg : la réduction des protéines soulage les reins, améliore l'assimilation des glucides et des lipides et préserve les os, fragilisés par la maladie rénale.

Du fer, antifatigue

Le fer est essentiel pour prévenir les risques d'anémie. Dans les aliments, il est présent sous deux formes :

- **la forme héminique,** présente uniquement dans les produits d'origine animale (environ 40 à 50 % du fer total présent dans les viandes et les poissons). Il offre une bonne biodisponibilité puisque plus de 25 % sont assimilés par l'organisme.
- **la forme non héminique,** présente à la fois dans les végétaux et dans les produits d'origine animale. Sa biodisponibilité, inférieure à 5 %, est faible.

Attention : un peu de fer, c'est bien, mais trop, cela pose problème, car le fer est aussi pro-oxydant, c'est-à-dire qu'il augmente le stress oxydatif, qui favorise à son tour le risque cardiovasculaire.

Quels sont nos besoins en fer ?

Selon l'ANSES, ils sont estimés à 11 mg par jour pour les hommes, les femmes ménopausées et celles n'ayant pas de règles abondantes (occasionnant des pertes en fer plus élevées), et 16 mg par jour en cas de règles abondantes. Ces besoins ont été calculés de façon à assurer des réserves de fer convenables.

LE BON CONSEIL DE Dr. Good!

La viande crue fournit davantage de fer héminique que la viande cuite. En effet, à la cuisson, une partie du fer s'échappe dans le jus de cuisson, et une fraction du fer héminique est convertie en fer non héminique. Alors, un tartare de temps en temps si vous aimez ça, c'est une bonne idée pour faire le plein de fer !

Du zinc, anti-infectieux

Anti-infectieux, fortifiant, le zinc intervient notamment dans la protection contre les agressions des radicaux libres, le renouvellement des cellules et la cicatrisation. Pour la guérison de plaies ou de blessures, il est donc indispensable ! Il participe aussi à la production d'insuline nécessaire à la régulation du taux de sucre dans l'organisme. Il nous aide donc à conserver une glycémie équilibrée, condition *sine qua non* pour éviter les coups de fatigue, les fringales, mais aussi garder une énergie constante. Il aide également à lutter contre les petites infections courantes et favorise l'éclat de la peau, des ongles et des cheveux. Les meilleures sources alimentaires : les huîtres, suivies par le foie de veau, le bœuf, les fromages…

IL VAUT MIEUX LE SAVOIR

Zinc et caféine ne font pas bon ménage

L'assimilation du zinc est contrecarrée par la caféine : on évite donc de boire du thé, du café ou des sodas au cola au cours d'un repas où on consomme des aliments riches en zinc.

Quels sont nos besoins en zinc ?

Ils sont fixés aux alentours de 10 mg par jour. D'après les données de l'étude INCA[4], les principaux aliments participant à la couverture des besoins en zinc chez les adultes sont la viande (19,6 %), le fromage (11 %), le pain et les produits boulangers (9 %), ainsi que la charcuterie (6 %).

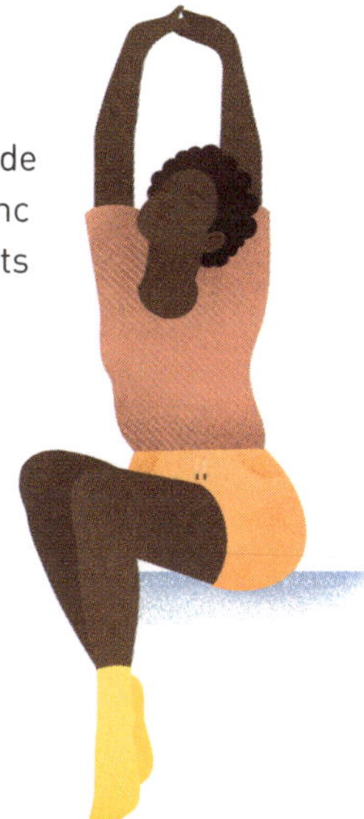

De la vitamine B12, antifatigue

La viande apporte des vitamines du groupe B, notamment B3, B6 et B12. Spécificité de cette dernière : elle est présente exclusivement dans les produits d'origine animale (viande, volaille, œuf, poisson). Or, elle est essentielle à de nombreuses réactions chimiques de l'organisme, notamment au renouvellement des globules rouges et donc au transport de l'oxygène. Elle est reconnue pour son action antifatigue et participe également au bon fonctionnement du cerveau.

Quels sont nos besoins en vitamine B12 ?

Ils sont de 2,4 µg par jour pour les adultes, 2,6 µg pour les femmes enceintes et 2,8 µg pour les femmes allaitantes.

Mais aussi des graisses (plutôt saturées)

Ou plutôt, tout dépend des morceaux ! Si un blanc de poulet culmine à 1,5 g de lipides pour 100 g, et un pavé de bœuf à 4,95 g, d'autres morceaux montent franchement en gamme, avec 17 g pour

4. Étude individuelle nationale sur les consommations alimentaires, 2006-2007.

une entrecôte ou 20,5 g pour de la poitrine de porc. Il s'agit globalement de graisses saturées, qui participent à l'augmentation du taux de mauvais cholestérol et du risque de contracter des maladies cardiovasculaires.
Les bons réflexes ?

- Opter pour les morceaux maigres.
- Éliminer la graisse visible avant cuisson. Cela suffit à diviser quasiment par deux la teneur en graisses d'un morceau : l'entrecôte passe ainsi de 17 g à 9 g !
- Laisser les bardes et autres couches de gras sur le bord de l'assiette.
- Privilégier des viandes de qualité, issues d'animaux ayant été élevés en plein air et bien nourris, avec une alimentation végétale, ou mieux encore, issus de la filière Bleu-Blanc-Cœur (voir p. 32), dont la chair sera naturellement enrichie (un peu) en oméga-3.

DITES-MOI DR.GOOD ?

Pourquoi dit-on « viande blanche » et « viande rouge » ?

Minute culturelle : ces termes de boucherie désignent deux types de muscles. Les muscles rouges sont riches en myoglobine, un pigment à base de fer proche de l'hémoglobine, d'où leur couleur. Les muscles blancs contiennent peu de myoglobine, mais beaucoup de glycogène (un polymère de glucose), d'où leur couleur blanche. D'un point de vue nutritionnel, les viandes rouges sont donc mieux pourvues en fer que les blanches. En France, le terme « viande rouge » ne désigne que des morceaux issus du bœuf, de l'agneau et du cheval, tandis que la viande blanche englobe le veau, le porc, le lapin et la volaille. Quant au gibier, il rentre dans la catégorie des « viandes noires » !

Quelles sont les recommandations officielles ?

Pour la viande rouge, 500 g maximum par semaine

Dans un avis de février 2017, le Haut Conseil de la santé publique[5] recommande de limiter la consommation de viande de boucherie (bœuf, porc, veau, mouton, chèvre, cheval, gibier…) à 500 g par semaine (poids cuit), soit par exemple 1 steak haché, 1 pavé de bœuf (format restaurant) et 1 brochette d'agneau. La viande rouge a en effet été classée comme « probablement cancérogène » par le CIRC (Centre international de recherche sur le cancer). Mais certains experts estiment que cette quantité est encore trop élevée et recommandent de la limiter à 400 g par semaine. Mais attention, un seul repas au restaurant peut vous apporter cette quantité, par exemple en vous partageant à deux une côte de bœuf !

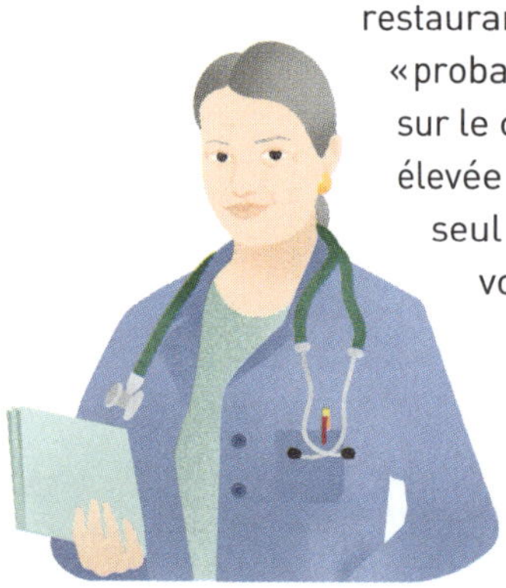

5. Source : *Avis relatif à la révision des repères alimentaires pour les adultes du futur Programme national nutrition santé (2017-2021).*

Pour la volaille, c'est qualité obligatoire

Les volailles ne sont pas classées parmi le groupe à risque cancérogène et ne font pas l'objet d'une limitation. Mais, pour autant, pas besoin d'en manger tous les jours, a fortiori si on les choisit bas de gamme, élevées aux hormones et aux antibios. On peut les mettre au menu, mais en alternant avec des poissons, des œufs, des options veggie...

La charcuterie, c'est 25 g par jour maximum

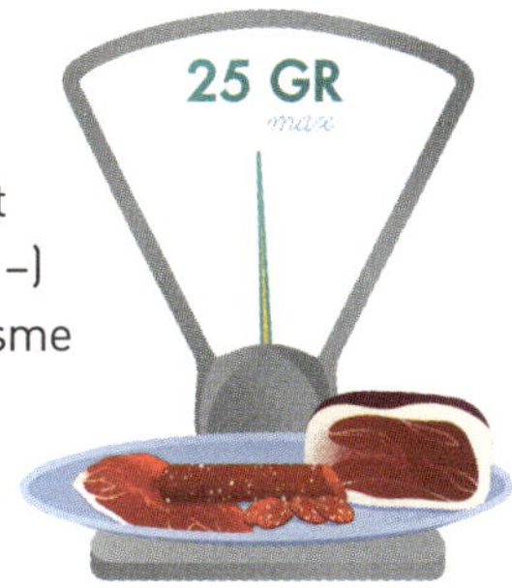

Saucisson, rillettes, lardons, salami, jambon sec et jambon blanc... Outre leur teneur élevée en sel et en matières grasses, les charcuteries contiennent également des nitrites (souvent de sodium – E250 –, ou de potassium – E249 –) destinés à assurer leur conservation en inhibant la bactérie responsable du botulisme (maladie paralytique, rare mais grave, le plus souvent d'origine alimentaire). Le problème : en présence de protéines et de chaleur, les nitrites se transforment en nitrosamines qui sont, eux, cancérogènes. Les charcuteries ont donc été classées comme cancérogènes pour l'homme par le CIRC. L'ANSES recommande de son côté de limiter leur consommation à 25 g par jour. Des études ont en effet montré un lien entre charcuterie et cancer colorectal (le troisième cancer le plus fréquent chez l'homme et le deuxième chez la femme), et dans une moindre mesure le cancer de l'estomac.

Le jambon, c'est sans nitrites surtout !

Déjà cuit et tranché, prêt à être mangé, le jambon blanc est souvent très utilisé par celles et ceux que l'idée de cuisiner de la viande crue rebute. Et forcément, la dose de nitrites avalée est également importante. Les autorités de santé ont défini une dose journalière admissible (DJA) pour les nitrites, c'est-à-dire la quantité maximum qu'une personne peut consommer tous les jours de sa vie sans risque : 0,06 mg par kilo de poids corporel par jour (soit 3,6 mg pour une personne de 60 kg). Pour atteindre cette dose, il faudrait manger environ six tranches de jambon conventionnel de 40 g tous les jours et toute sa vie (ou 11 tranches de jambon bio, ou encore 240 g de saucisson). A priori, ça devrait aller... Le bon réflexe : manger des crudités et/ou des fruits au même repas. Ces derniers apportent de la vitamine C qui inhibe la transformation des nitrites en nitrosamines, et des fibres qui protègent du cancer colorectal.

LE JAMBON BLANC N'EST PAS ROSE, MAIS GRIS !

Si, si ! Dans le jambon blanc, les nitrites servent à donner une apparence plus appétissante à la viande : en réagissant avec la myoglobine (une protéine), les nitrites fixent sa couleur rose et évitent qu'elle ne vire au gris. Ce qui serait pourtant la couleur du « vrai » jambon blanc (vous avez suivi ?) !

Le jambon bio, c'est mieux ?

Oui ! Même si le cahier des charges de l'agriculture biologique autorise une cinquantaine d'additifs alimentaires (contre près de 350 en alimentation conventionnelle), dont les fameux nitrites. Mais la dose maximale autorisée y est fixée à 80 mg par kilo de jambon, contre 150 mg/kg pour les jambons conventionnels. Et on trouve bien sûr des jambons bio ET sans nitrites.

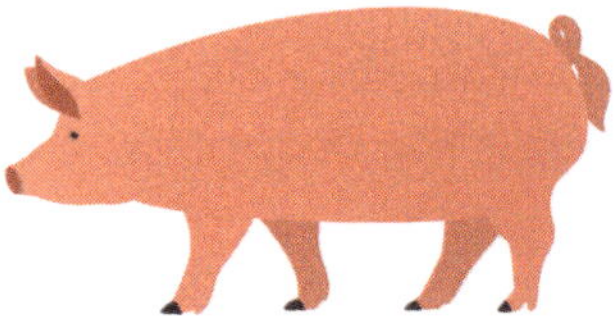

Les insectes, les protéines de demain ?

Les prévisionnistes l'affirment : pour couvrir les besoins en protéines de la population mondiale d'ici une ou plusieurs décennies, il faudra manger des insectes. En 2030, on estime en effet que 9 milliards d'êtres humains pourraient peupler la Terre. Et selon la FAO, les insectes pourraient devenir la source de protéines idéale, moins gourmande en eau, en espace et moins génératrice de gaz à effet de serre. Très riches en protéines et en oméga-3 (selon le type d'insectes), ils se trouvent aujourd'hui essentiellement en épiceries fines (hé oui !), préparés comme snacks apéritifs, grillés et aromatisés. À défaut de les avoir en steaks dans nos assiettes, les experts les imaginent en tout cas dans un premier temps dans l'alimentation des poissons, des poulets et des porcs, sous forme de farine : ce serait une bonne alternative au soja, qui nécessite beaucoup de terrain, et aux farines de poisson, qui menacent la biodiversité marine.

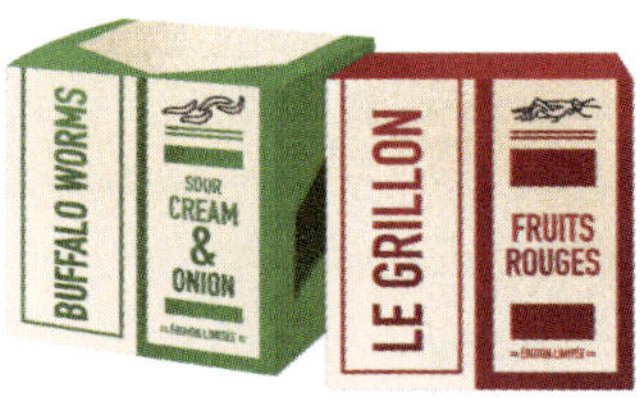

2,5 milliards de consommateurs d'insectes

Selon la FAO, la consommation d'insectes dans le monde concernerait près de 2,5 milliards de personnes. Avec environ 2 000 espèces d'insectes comestibles sur le million d'espèces répertoriées, ces derniers sont consommés de façon ancestrale en Amérique du Sud, en Asie du Sud-Est, en Afrique subsaharienne et en Australie. C'est en Asie que l'entomophagie (la consommation d'insectes) est la plus répandue, en Thaïlande notamment, ainsi qu'au Japon et en Chine (larves et nymphes). L'Afrique arrive juste après (notamment avec des chenilles et des criquets en Ouganda, ou des chenilles au Burkina Faso). En Amérique du Sud, c'est la Colombie qui les met à l'honneur, en faisant frire de grosses fourmis (et hop, comme des cacahuètes !), en glissant des chenilles d'un papillon qui ravage l'agave dans le mescal (alcool fait à partir d'agave), ou dans une version locale d'un caviar fait avec des œufs de punaise d'eau. Bon appétit !

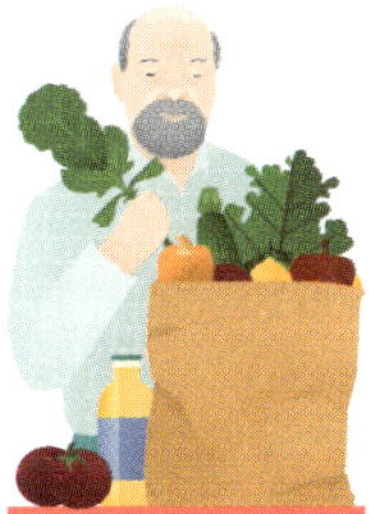

Chapitre 2

Pourquoi est-elle devenue indésirable dans nos assiettes ?

Ces dernières années, la viande est devenue un aliment sujet à polémique et décrié. Mais est-elle aussi mauvaise qu'on le dit ? Si elle cumule certes les points négatifs, ce sont surtout les excès (et une qualité médiocre) qui posent problème.

Un souci pour la santé

Plus de cancers en cas d'excès

Maladies cardiovasculaires, cancers, surpoids... La consommation de viande est associée à une longue liste de pathologies. Selon les résultats publiés dans l'*International Journal of Cancer*, à partir des données de l'étude NutriNet Santé, les 20 % de personnes consommant le plus de viande rouge (près de 100 g par jour en moyenne) ont un risque de développer un cancer augmenté de 30 % par rapport aux 20 % d'individus qui en consomment le moins (40 g par jour en moyenne). En 2015, le CIRC a également classé la viande rouge comme « probablement cancérogène pour l'homme », et la viande transformée comme « cancérogène » pour l'homme (au même niveau que le tabac et l'amiante !).

Une question d'équilibre...

Cela dit, on se détend : les classifications du CIRC n'évaluent pas le niveau de risque, mais la force des données scientifiques sur un agent comme cause de cancer. Autrement dit, quelques tranches de saucisson n'engendreront pas à coup sûr la maladie. Mais pour prévenir les risques, on a tout intérêt à ne pas manger du saucisson bas de gamme tous les jours, tout en mangeant aussi n'importe comment, sans faire de sport, et en fumant !

Et plus de problèmes pour le cœur

À cause de leur forte teneur en graisses saturées, néfastes pour les artères, et de leur richesse en fer, dont l'excès est pro-oxydant, les viandes posent aussi problème pour le cœur. Mais il est aussi tout à fait probable que les gros consommateurs de viande soient également de petits consommateurs de fruits et de légumes, ou qu'ils n'aient pas une activité physique suffisante, et que ces facteurs participent à une moins bonne santé cardiovasculaire.

RÉGIMES HYPERPROTÉINÉS, ON EN REVIENT !

Très populaires car ils enclenchent une perte de poids rapide, ces régimes sont à prendre avec des pincettes : riches en viande (mais aussi poisson, œuf, produits laitiers maigres…), pauvres en glucides et en graisses, ils sont déséquilibrés et suivis presque à coup sûr d'une reprise du poids perdu, ou plus, ouvrant la porte au fameux effet yo-yo. Outre la constipation (en l'absence de fibres) et l'haleine de coyote liée aux changements que subit le métabolisme, l'excès de protéines acidifie également l'organisme, ce qui favorise la déminéralisation. Bref, ce n'est pas une solution idéale pour perdre du poids sainement et sereinement.

Un souci vis-à-vis du bien-être animal

Faut-il s'étendre sur la question de l'abattage des animaux destinés à la boucherie ? Sur leur transport jusqu'à l'abattoir ? Et avant cela, sur leurs conditions d'élevage, entre surfaces exiguës, niveaux superposés et maltraitance ? Bien sûr, il existera toujours des éleveurs respectueux des animaux et de leur bien-être, et soucieux d'un abattage digne. Mais ils sont encore trop rares. Quelques chiffres qui parlent d'eux-mêmes (et cela ne donne pas envie de cautionner ces méthodes…) :

- 47 % des poules pondeuses sont élevées en cages. Même si des efforts sont faits et que les poules élevées en bio représentent désormais 18 %, à égalité avec les poules élevées en plein air.
- 99 % des lapins sont élevés en cages.

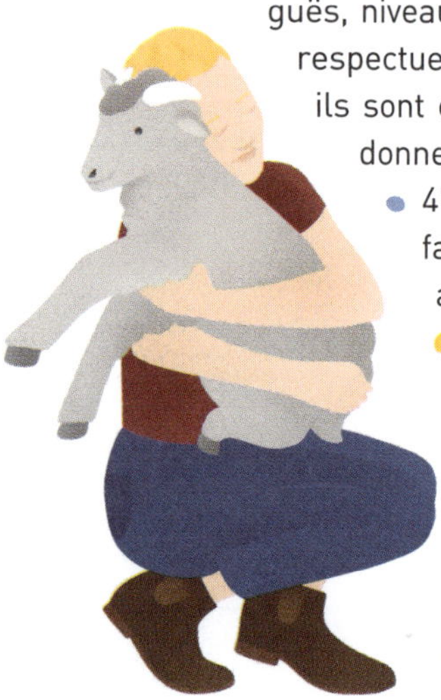

Un souci environnemental

Manger moins de viande pour préserver la planète est une solution évoquée régulièrement, notamment à l'occasion de la publication en 2019 du dernier rapport du Groupe d'experts intergouvernemental sur l'évolution du climat (GIEC). Les experts y mettent en garde contre les dangers environnementaux causés par notre système alimentaire, trop riche en viande. Un rapport de la FAO[6] estime ainsi que l'élevage représenterait 14,5 % des émissions de gaz à effet de serre (dioxyde de carbone, protoxyde d'azote, méthane...) liées à l'activité humaine, dont 8,8 % pour les seuls bovins.

EN CHIFFRES

Entre 6 et 11 kg de céréales et 15 000 litres d'eau sont nécessaires pour produire 1 kg de bœuf...

Des problèmes de santé publique

En outre, les élevages posent nombre d'autres problèmes. Ils utilisent ainsi en quantité des molécules antibiotiques qui favorisent l'apparition de bactéries résistantes. Ils génèrent également de grandes quantités d'azote et de phosphore, qui aboutissent dans les eaux, avec comme conséquence un déséquilibre des milieux aquatiques. Enfin, l'élevage, intensif et extensif, est aujourd'hui identifié comme une des causes des zoonoses, ces maladies qui se transmettent des animaux à l'homme, et inversement. Les épidémies de grippe aviaire, par exemple, démarrent souvent dans des élevages intensifs de volailles. Le grand nombre d'animaux enfermés dans des bâtiments, et en densité très élevée, augmente forcément le risque de transmission des maladies entre les animaux, notamment chez les porcs et les volailles. Sans compter que les conditions de vie dans ces élevages, facteur de stress, conduisent souvent à un affaiblissement du système immunitaire des animaux.

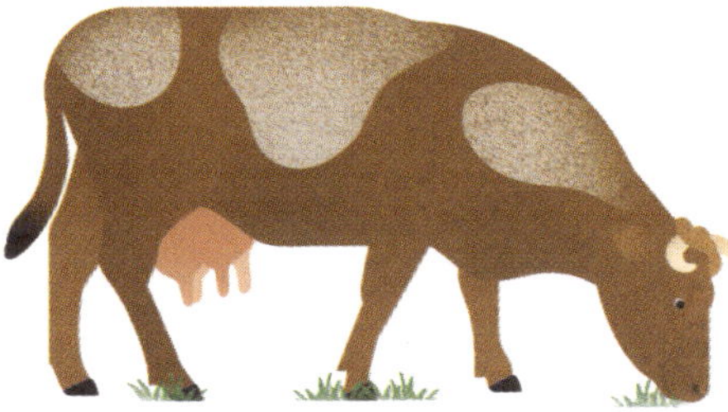

L'élevage : une cause de déforestation

Et ce n'est pas tout : nourrir le bétail exige des cultures de céréales, qui elles-mêmes exigent des surfaces destinées à la culture. L'élevage extensif et la culture de soja seraient ainsi la première cause de déforestation au Brésil[7]. Ajoutons l'eau, nécessaire à ces cultures, et il semble évident que réduire la consommation de viande devient urgent pour préserver la planète.

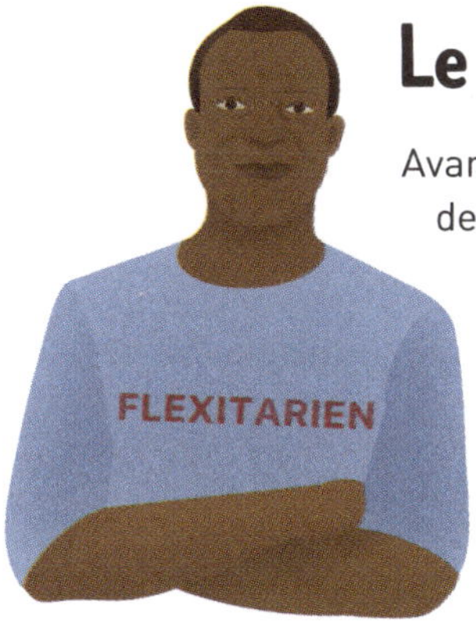

Le flexitarisme, la voie de la raison ?

Avant, il y avait les végétariens et les autres, un point c'est tout. Mais depuis quelques années, on parle aussi des « flexitariens », des consommateurs qui aiment la viande, mais qui font le choix de ne s'en offrir qu'exceptionnellement, et dans ce cas, en choisissant une viande de qualité. Cette logique s'inscrit complètement dans les

6. *Tackling Climate Change Through Livestock* (FAO, 2013).
7. Margulis, Sérgio, *Causes of Deforestation of the Brazilian Amazon*, World Bank working, paper n° 22, 2004.

2018

C'EST L'ANNÉE À LAQUELLE LE MOT « FLEXITARIEN » A FAIT SON ENTRÉE DANS *LE PETIT ROBERT*. LA DÉFINITION ? « QUI LIMITE SA CONSOMMATION DE VIANDE, SANS ÊTRE EXCLUSIVEMENT VÉGÉTARIEN. »

préoccupations actuelles : prendre soin de sa santé, limiter l'impact sur l'environnement, respecter les animaux. Côté budget, les flexitariens s'y retrouvent, puisqu'un pavé de bœuf bio une fois par semaine ne revient pas plus cher qu'un steak haché premier prix tous les jours. Le flexitarisme permet aussi de ne pas boycotter les invitations chez des amis ou de ne pas déterrer la hache de guerre en refusant le célèbre bourguignon de belle-maman. Et côté santé, puisqu'il n'élimine aucune catégorie d'aliments, il garantit l'absence de carences.

Le flexitarisme à l'échelle mondiale

Cette « flexibilité végétarienne » se retrouve dans nombre d'initiatives à l'échelle mondiale : de nombreuses « journée sans viande » ont vu le jour, des *Meat Free Monday* (« lundi sans viande » ou « lundi vert »)... En France, la journée sans viande tombe le 20 mars. Et à l'image du *Dry January* (challenge consistant à ne pas boire une goutte d'alcool tout le mois de janvier et qui fait le buzz sur les réseaux sociaux), un autre challenge a vu le jour : le mois sans viande. Bref, manger un peu de viande, mais moins et mieux, c'est tendance (et intelligent) !

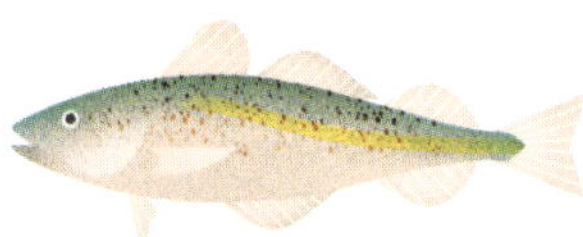

PETIT LEXIQUE DU MONDE VÉGÉTARIEN

- **Les pesco-ovo-lacto-végétariens : ne mangent pas de viande, mais consomment poisson, œufs et produits laitiers.**
- **Les ovo-lacto-végétariens : ne mangent ni viande ni poisson, mais consomment des œufs et des produits laitiers.**
- **Les végétaliens ou végans : rejettent tout produit animal ou issu de l'exploitation animale, comme le miel, la gélatine présente dans certains desserts, bonbons ou préparations industrielles, les préparations cuites dans du bouillon de viande...**

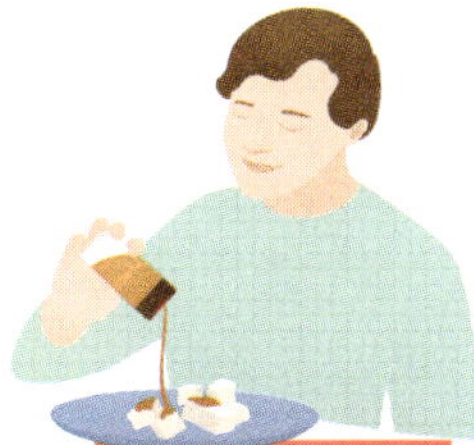

Chapitre 3

Qu'est-ce qu'on gagne à limiter sa consommation de viande ?

Si la viande apporte des nutriments indispensables à la santé, comme les protéines ou le fer, la limiter présente aussi des avantages, comme absorber plus d'antioxydants ou limiter les risques d'inflammation ou d'autres troubles. Voici six bonnes raisons de réduire votre consommation.

1. On absorbe plus de nutriments intéressants pour la santé

Mathématiquement, en mangeant moins de viande, on mange plus de poisson, plus de légumes secs et de légumes, et on absorbe de ce fait davantage d'oméga-3 – anti-inflammatoires –, de fibres – bénéfiques pour le transit et pour le bon équilibre de la glycémie et du taux de cholestérol –, d'antioxydants, de minéraux et de vitamines. Manger plus de végétaux se traduit dans l'assiette par de nombreux changements :

Plus de fibres : présentes uniquement dans les végétaux, elles participent entre autres à la régulation du transit, de la glycémie et du taux de cholestérol, au bon équilibre du microbiote…

Plus d'antioxydants : abondants dans les légumes verts, les fruits colorés et dans les légumes secs notamment. Ils permettent de lutter contre les dommages causés par les radicaux libres.

Un index glycémique faible ou moyen, qui permet une sensation de satiété durable, d'éviter les petits creux et, sur le long terme, de prévenir l'apparition du diabète de type 2.

Un volume important pour un faible apport calorique : les végétaux permettent de manger sans avoir l'impression de se priver, sans cata pour la balance.

L'absence de cholestérol : dans les végétaux, zéro cholestérol à l'horizon! Ils renferment en revanche des phytostérols, des composés végétaux qui favorisent la baisse de notre taux de cholestérol.

Un meilleur équilibre acido-basique : là où la digestion de la viande produit de l'acide urique et favorise l'acidification de l'organisme, les végétaux alcalinisants (à l'exception des légumes secs, légèrement acidifiants) permettent de rétablir le bon équilibre du pH du corps.

2. On réduit le risque de développer un cancer (en particulier du côlon)

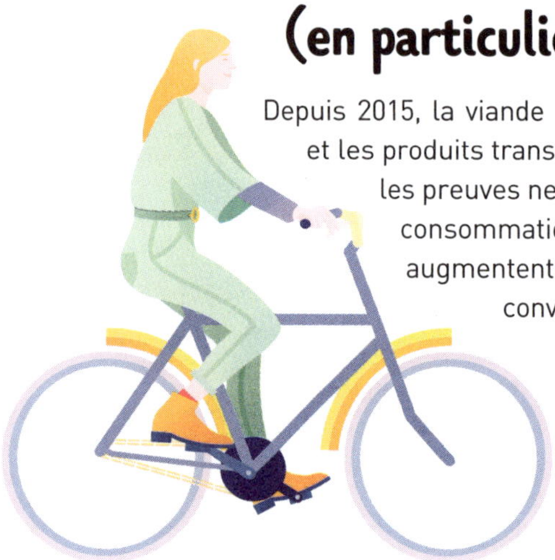

Depuis 2015, la viande rouge est classée comme «probablement cancérogène», et les produits transformés à base de viande comme «cancérogènes». Depuis, les preuves ne cessent de s'accumuler. L'ANSES confirme ainsi que «les consommations de viandes (hors volaille) et de viandes transformées augmentent le risque de cancer colorectal avec un niveau de preuve convaincant». Le cancer du sein pourrait aussi être favorisé par une forte consommation de viande rouge et de charcuterie, comme semble l'indiquer le suivi de 4700 femmes par l'EREN (Équipe de Recherche en Épidémiologie Nutritionnelle). Sans oublier que d'autres résultats, publiés notamment dans la revue *International Journal of Cancer*, montrent également que ce lien existe sur le risque global de développer des cancers.

3. On réduit l'inflammation

Les graisses de la viande comportent des oméga-6, des acides gras aux effets pro-inflammatoires lorsqu'ils sont consommés en excès (notamment de l'acide arachidonique). Rappelons d'ailleurs que notre alimentation actuelle apporte trop d'oméga-6 au détriment des oméga-3 (aux effets anti-inflammatoires et présents dans les poissons gras, les noix, certaines huiles végétales comme celles de lin, de colza, de chanvre...). Le ratio idéal serait de 1 pour 4 alors que la réalité est plutôt de l'ordre de 1 pour 20. Or, l'excès d'oméga-6 ne permet pas la bonne utilisation des oméga-3 par l'organisme, ce qui favorise aussi les risques de maladies cardio-vasculaires, ainsi que les troubles allergiques. La consommation de viande rouge favoriserait également les diverticulites, inflammations de la muqueuse de l'intestin. Remplacer la viande par du poisson permet en revanche de profiter de meilleures graisses (les oméga-3), aux effets anti-inflammatoires.

4. On prévient le risque de maladies cardiovasculaires

Si les études ne montrent pas de lien entre les maladies cardiovasculaires et la consommation de viande blanche, elles en montrent un avec celle de viande rouge et/ou de viande transformée, avec un risque plus élevé de cardiopathies ischémiques (troubles découlant d'un apport insuffisant d'oxygène au cœur) et d'accidents vasculaires cérébraux. La forte teneur en graisses (cholestérol, acides gras saturés, lipides oxydés) des viandes est impliquée. Mais ce ne sont pas les seules coupables.

Il semble également que la carnitine de la viande rouge (un dérivé d'acide aminé) favorise par différents biais l'athérosclérose, c'est-à-dire le durcissement des artères. La bonne nouvelle, c'est que la présence d'antioxydants dans l'alimentation permettrait de limiter cet effet : donc un max de légumes pour accompagner une viande le jour où on en mange, c'est une bonne idée !

5. On améliore ses paramètres métaboliques

On fait baisser son taux de cholestérol

Quand on cherche à faire baisser son taux de cholestérol, viande rouge et charcuterie sont déconseillées. Si elles contiennent du cholestérol, le problème réside plutôt dans leur teneur en graisses saturées. On sait en effet que le taux de cholestérol (sur un bilan sanguin) provient pour environ 30 % du cholestérol consommé, mais pour 70 % d'une fabrication par notre foie. Plus on mange de graisses saturées (et plus on mange « mal globalement » : pas assez de légumes, trop de produits industriels...), plus l'organisme fabrique du cholestérol. Quand on mange de la viande, mieux vaut donc préférer les morceaux maigres (poulet sans peau, rôti de porc sans barde...) et dégraisser les viandes grasses au maximum. Gras de l'entrecôte, couenne d'une côte de porc : moins on en mange, mieux on se porte !

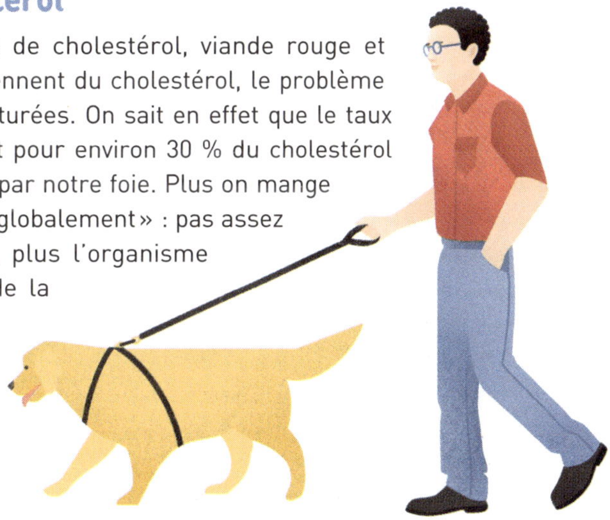

On prévient le diabète de type 2

La viande associée au diabète ? C'est plus étonnant, car cette pathologie est traditionnellement associée à la consommation de sucre, même si on sait aujourd'hui que l'apparition de cette maladie est liée à l'alimentation globale et à l'hygiène de vie. Des chercheurs[8] ont analysé les données de consommation de plus de 400 000 personnes et ont conclu qu'une consommation

8. *Red meat consumption and risk of type 2 diabetes : 3 cohorts of US adults and an updated meta-analysis.* American Journal of Clinical Nutrition, 2011.

quotidienne de 100 g de viande rouge était associée à une augmentation de 19 % du risque de développer un diabète de type 2. Et ce risque augmentait de 51 % avec « seulement » une portion de 50 g par jour s'il s'agissait de viande rouge transformée.

6. On évite les résidus des traitements administrés aux animaux

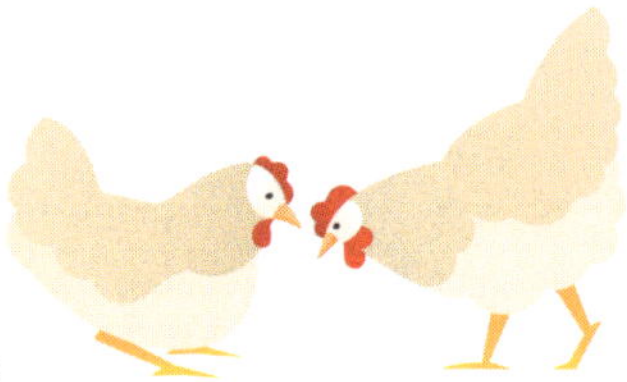

Des résidus d'antibiotiques

Dans l'élevage, l'utilisation des antibiotiques comme facteurs de croissance est interdite depuis 2006. Mais, malgré tout, les antibiotiques restent largement utilisés, tout comme d'autres médicaments vétérinaires (antibactériens, antiparasitaires, tranquillisants, anti-inflammatoires...). Or, en mangeant de la viande « bas de gamme », on absorbe indirectement de faibles quantités de ces résidus, et l'OMS alerte depuis des années sur le fait que cette utilisation excessive d'antibiotiques chez l'animal contribue à amplifier le phénomène de résistance aux antibiotiques. On a tout à gagner à arrêter la viande standard et à préférer la viande bio ou issue d'élevages de qualité (avec modération).

LE BON CONSEIL DE Dr. Good!

Un dernier avantage à réduire sa consommation de viande : on fait aussi des économies. Prenez une côte de bœuf entre 40 et 60 € le kilo, ou un rôti à 30 €, multipliez par une famille de quatre personnes... La note monte vite. Évidemment, comparer le prix d'un kilo de viande avec le prix d'un kilo de pois chiches serait ridicule, mais on voit cependant que remplacer une fois par semaine un repas « viande » par un repas veggie à base d'œufs ou de sardines peut largement alléger le budget !

Moins de gras, c'est aussi moins de polluants !

Selon une étude de chercheurs espagnols, parue dans la revue *Environmental Research*, les graisses animales posent aussi problème dans la mesure où la plupart des polluants environnementaux (arsenic, cadmium, mercure, hydrocarbures aromatiques polycycliques – HAP –, dioxines, pesticides et autres polluants persistants comme les PCB) sont lipophiles, c'est-à-dire qu'ils se fixent aux graisses. C'est pour cette raison qu'ils sont bien plus présents dans les viandes rouges, plus grasses (tout comme dans les poissons gras qui en concentrent d'ailleurs plus que la viande). Et ces polluants auraient des effets similaires aux perturbateurs endocriniens : obésité, diabète... Les bons réflexes, une fois encore : préférer la viande de qualité, les morceaux maigres, et enlever la graisse visible avant cuisson.

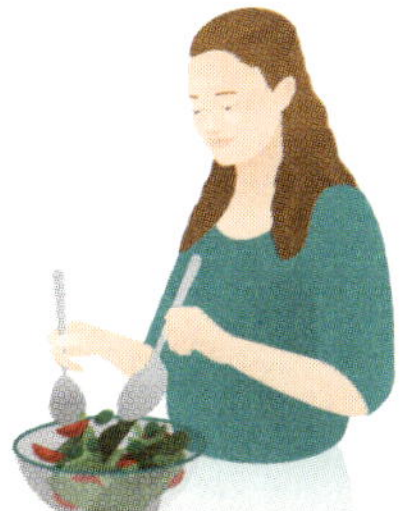

Chapitre 4

Peut-on se passer de viande ?

Arrêter totalement la viande, c'est un choix qui, au final, nous est complètement personnel et doit se fonder sur nos convictions et nos goûts. Quelle que soit notre décision (l'arrêter complètement ou la limiter simplement), il faut en revanche veiller à ne manquer de rien sur le plan nutritionnel.

Oui, mais attention aux carences

Si vous consommez du poisson, des œufs et des produits laitiers

Dans ce cas, aucun souci, vos besoins en protéines et en acides aminés essentiels sont couverts, ainsi que ceux en oméga-3, en fer, en zinc, en vitamine B12... comme l'affirme l'ANSES. Seul point à surveiller : le fer. Si vous vous sentez particulièrement fatigué, ou si vous êtes «à surveiller» (règles abondantes, projet de grossesse ou grossesse en cours, senior...), faites doser vos taux de fer et de ferritine.

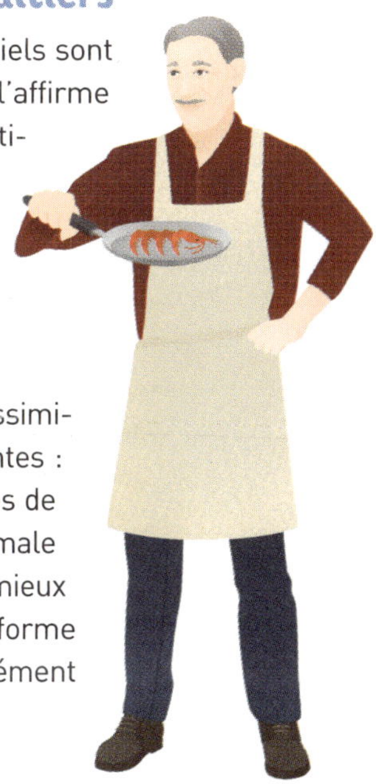

Si vous ne mangez pas de poisson, mais seulement des œufs et des produits laitiers

Vous risquez de manquer de fer et/ou d'oméga-3, sous leurs formes les mieux assimilées par l'organisme. En effet, les oméga-3 se trouvent sous trois formes différentes : la forme végétale, l'**ALA**, qu'on trouve dans les graines de lin, les noix, les huiles de noix, de colza..., et les formes que l'on trouve dans les produits d'origine animale (poissons gras en particulier), l'**EPA** et le **DHA**. Or, ces deux dernières sont les mieux assimilées par l'organisme. Si on lui apporte seulement des oméga-3 sous forme végétale, l'organisme doit les convertir en EPA et DHA, ce qu'il ne fait pas forcément bien. Et nous pouvons donc en manquer.

Optez alors pour des œufs et des produits laitiers issus de la filière Bleu-Blanc-Cœur, naturellement enrichis en oméga-3. Et voyez avec votre médecin si une supplémentation en fer ou en oméga-3 s'impose.

Si vous ne mangez pas du tout de protéines animales

Les végétaliens (ou végans), qui excluent toutes les protéines animales et produits animaux (miel y compris), risquent des carences en protéines, en fer, en zinc, en oméga-3, en vitamine B12... Chez eux, cette dernière doit impérativement faire l'objet d'une supplémentation prescrite par un médecin. Et de bonnes connaissances en matière de nutrition sont indispensables pour couvrir les besoins en acides aminés et en nutriments essentiels de façon générale. On ne se lance donc surtout pas dans le véganisme sur un coup de tête, parce que c'est tendance ou que des people le font !

FER + VITAMINE C : ASSOCIATION GAGNANTE

L'absorption du fer est favorisée par la présence, au cours du même repas, de vitamine C (poivron rouge, brocoli, baies type cassis, agrumes...). En revanche, elle est contrecarrée par la consommation simultanée de calcium (produits laitiers) en excès, de tanins (thé, café...) ou d'oxalates (épinards, rhubarbe...).

STOP AUX IDÉES REÇUES

Des algues pour faire le plein de vitamine B12

On recommande souvent les algues pour faire le plein de vitamine B12, mais attention : si les algues en contiennent effectivement, elle est sous une forme non assimilable par l'organisme, car elle ne se fixe pas au facteur intrinsèque (une protéine produite par les cellules de la muqueuse de l'estomac et nécessaire à l'assimilation de cette vitamine).

Où trouver les nutriments indispensables ?

- **Du zinc :** huîtres, foie de veau, viande de bœuf, crabe, langouste, foie de bœuf, germe de blé, sésame, palourdes, cuisse de poulet, légumes secs, graines de courge...
- **Du fer :** viandes rouges, poissons et crustacés (palourdes, huîtres...), abats, boudin noir, algues, viande de porc, lentilles, haricots blancs, graines de chia...
- **Des oméga-3 :** poissons gras (sardines, maquereaux, saumon...), huiles de colza, de noix, de lin, de chanvre..., graines de lin, de chanvre, de chia, noix...
- **De la vitamine B12 :** produits animaux uniquement : abats, fruits de mer, viande, poisson, œufs, produits laitiers...

Et attention en cas de besoins spécifiques

Les enfants peuvent-ils se passer de viande ?

S'ils mangent du poisson, des œufs et des produits laitiers, pas de souci a priori. Si c'est le cas de votre enfant, parlez-en de toute façon au pédiatre pour vérifier l'absence de carences : les enfants en pleine croissance ont besoin d'un large panel de nutriments. En revanche, pas question de les mettre au régime végan : bébés et jeunes enfants ont des besoins très particuliers, et ne pas les combler peut avoir des conséquences très graves. La carence en fer au début de la vie altère en effet de façon définitive le développement cérébral, et la carence en calcium fragilise les os. Les laits maternels ou infantiles ne doivent donc jamais être remplacés par des boissons végétales chez le nourrisson, par exemple.

Et un ado qui ne veut plus manger de viande ?

S'il continue à manger des produits laitiers tous les jours, et des œufs plusieurs fois par semaine, pas de souci. Entre nous, mieux vaut même un ado végétarien qui mange des fruits et des légumes, des légumes secs, des œufs et des produits laitiers, qu'un ado qui mange de la viande, mais uniquement sous forme de burgers ou de nuggets. En revanche, s'il adopte une alimentation très végétale (pas d'œufs, pas de produits laitiers), il faut faire un point avec son médecin.

Les femmes enceintes : un minimum de viande, c'est bien

Pendant la grossesse, un apport suffisant de vitamine B12 est indispensable. Elle sert en effet à la formation des globules rouges, et une carence peut avoir des conséquences graves pour la maman et le bébé. Idem pour le fer : les besoins grimpent du fait de l'augmentation du volume sanguin, ainsi que du développement du fœtus et de nouveaux tissus qui se forment dans le corps de la mère. Les apports recommandés passent ainsi de 16 à 30 mg au troisième trimestre. L'idéal est même de mettre l'accent sur le fer dès qu'on lance un projet bébé, de façon à démarrer la grossesse avec un taux de fer suffisant. C'est pourquoi manger un peu de viande, de bonne qualité, reste une bonne idée. Si elle ne passe pas du tout chez la future maman, cap sur le poisson et les fruits de mer cuits (crevettes, moules...). Dans tous les cas, pas d'inquiétude : sur avis du médecin, la majorité des femmes, qu'elles soient végétariennes ou non, sont supplémentées en fer et en vitamine B12 pendant leur grossesse. Et surtout, on ne consomme pas de viande ni de poisson crus ou insuffisamment cuits : ils peuvent contenir des bactéries ou des parasites, notamment responsables de la toxoplasmose, de la trichinose ou de la listériose.

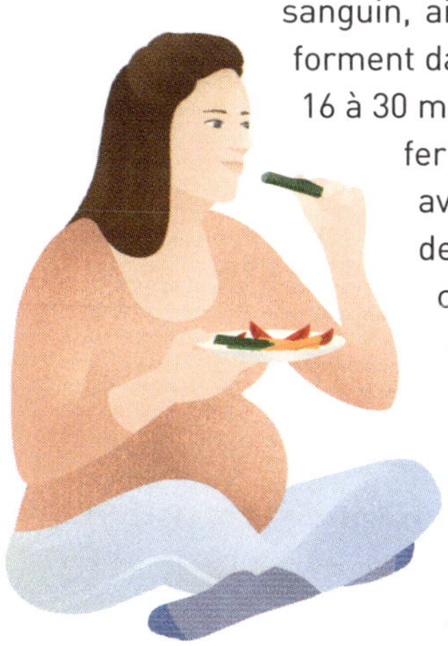

Les seniors : des protéines indispensables !

Au fil de l'avancée en âge, les muscles perdent de leur masse et de leur force. Les seniors ne doivent donc absolument pas négliger les protéines, bien qu'ils aient souvent moins d'appétit, avec moins d'appétence pour la viande et les protéines animales en général. Or, si l'apport en protéines diminue, le corps va puiser des protéines dans ses propres muscles. Le muscle perd donc de sa masse et de sa force. Une carence en protéines entraîne également une plus grande fatigue, une chute de cheveux et des ongles cassants, une fragilité des ligaments et des os (ostéoporose), un affaiblissement du système immunitaire, une baisse de l'acuité visuelle...

Des protéines à chaque repas

C'est pourquoi les apports recommandés passent de 0,83 g par kilo de poids et par jour pour un adulte, à 1 g pour un senior, de préférence répartis aux trois repas (ou quatre) de la journée : selon une étude publiée dans *The American Journal of Clinical Nutrition,* ce fractionnement favorise une plus grande masse et une plus grande force musculaire chez les seniors, grâce à une meilleure assimilation des protéines. En résumé, viande, poisson, fruits de mer, œufs ou produits laitiers : à chaque repas et selon ses préférences. Et en cas de perte de poids, on alerte le médecin immédiatement.

Peut-on être sportif et ne pas manger de viande ?

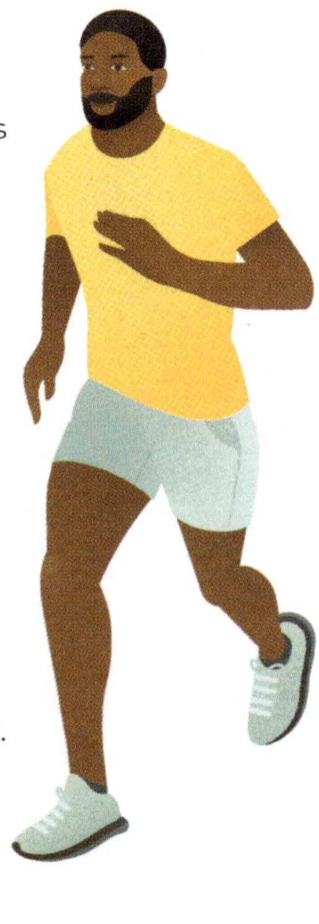

D'abord, il faut se mettre d'accord sur ce que l'on entend par « sportif ». Si vous courez deux heures par semaine, franchement, ça va aller... Par « sportif », on entend qui pratique une activité physique soutenue à partir de quatre à cinq séances d'au moins une heure par semaine. Les besoins en protéines augmentent alors légèrement, passant à 1,1 g par kilo de poids et par jour, selon le CERIN. Et des apports en fer suffisants sont indispensables, car les muscles consomment davantage d'oxygène pendant l'effort, lequel est transporté par le fer, justement. Mais même dans ce cas, on peut tout à fait se passer de viande si on mange du poisson, des œufs et des produits laitiers : il suffit de ne pas manger « n'importe comment », c'est-à-dire de faire attention à ses apports en protéines, en glucides, en lipides, en vitamines et en minéraux. Comme le font tous les sportifs devenus un peu plus qu'amateurs, qu'ils mangent de la viande ou non. Toujours selon le CERIN, les besoins en protéines augmentent en cas de renforcement musculaire (1,3 à 1,5 g), d'endurance de très haut niveau (1,6 g) ou de prise de masse (autour de 2 g, mais pas plus de 6 mois par an maximum).

L'ordonnance santé

La viande présente des atouts (protéines de qualité, apports en minéraux et en vitamine B12...), mais aussi des inconvénients. Les cinq points à retenir.

1. *On se souvient que la viande rouge, c'est 500 g par semaine max :* bœuf, porc, veau, mouton, chèvre, cheval, gibier... Voire 400 g selon certains nutritionnistes. Ou encore moins, si on veut.
2. *On limite les charcuteries à 25 g par jour.* Et si on achète du jambon blanc, on le préfère bio et sans nitrites.
3. *On diminue sa consommation globale de viande,* et quand on en achète, on la sélectionne avec soin. Non seulement c'est bon pour la santé, mais c'est aussi bon pour la planète.
4. *On consulte son médecin* si on décide de ne plus manger du tout de viande (soi-même ou un membre de sa famille), pour vérifier qu'il n'y a pas de risque de carences.
5. *On accompagne systématiquement sa viande,* quand on en met au menu, de légumes crus ou cuits : leurs fibres et antioxydants contrecarrent les points négatifs de la viande (meilleur équilibre acido-basique, effet anti-inflammatoire...).

Partie 2

Le coaching de Dr. Good !

Manger moins de viande, c'est finalement l'occasion de s'offrir des morceaux de meilleure qualité et vraiment savoureux, et aussi de mettre de la variété dans ses menus en découvrant de nouvelles associations et de nouvelles saveurs. On vous coache pour changer vos habitudes tout en douceur, mieux faire vos courses et élaborer de nouvelles recettes.

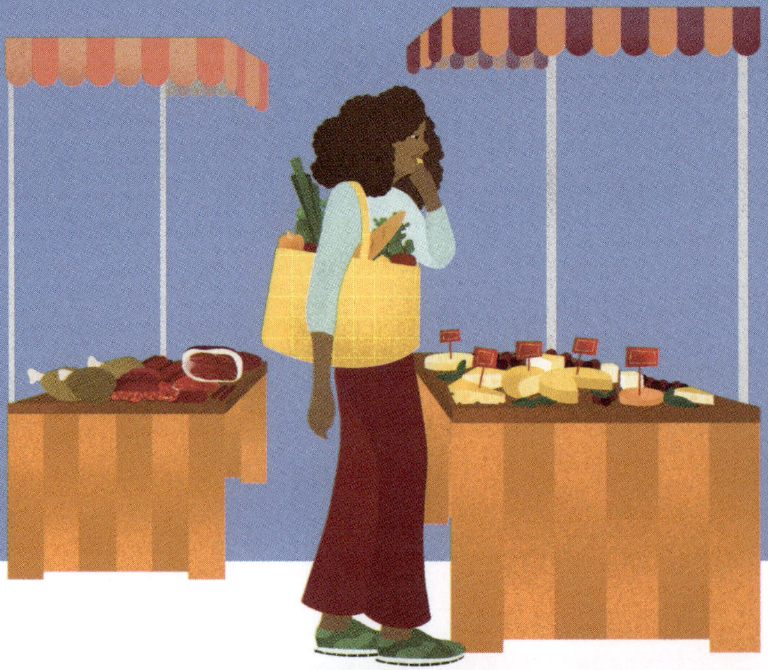

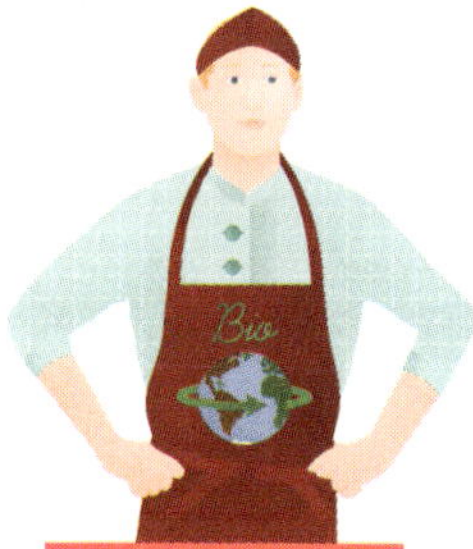

Chapitre 1

On achète mieux sa viande

Entre « moins et mieux » et « beaucoup et pas bon », c'est évidemment la première option qui est la bonne. Mais comment repérer une viande de qualité, et où l'acheter ?

C'est quoi, une « bonne » viande ?

Pas de « bonne » viande sans un bon élevage, cela va de soi. C'est-à-dire issue d'un animal ayant pâturé, nourri avec une alimentation naturelle et adaptée, et abattu dans les meilleures conditions possibles. En ce qui concerne la viande de bœuf, il existe des « races à viande », c'est-à-dire des animaux élevés spécifiquement pour leur viande. Ce sont les vaches de races limousine, blonde d'Aquitaine, salers, aubrac, parthenaise, etc. La plupart des morceaux de bœuf « industriels » sont issus, eux, de vaches de réforme, élevées pour leur lait. Et, bien sûr, une « bonne » viande porte un label : rouge, IGP, bio... aux cahiers des charges stricts.

Un bon artisan, ça change tout

L'idéal : aller chez un artisan boucher qui achète sa viande « sur pied ». Vous aurez forcément une viande mieux sélectionnée, découpée et maturée selon les règles de l'art. Un artisan pourra aussi choisir les morceaux à hacher et préparer des steaks hachés ou des tartares moins gras... sans parler de la traçabilité, infiniment plus précise. Bien sûr, tout ceci a un coût, qui se répercute sur le prix final : une viande « à prix promo » ne pourra pas être de qualité.

Exit les viandes premiers prix

Il ne faut rien attendre d'un plateau de viandes « prêtes à griller » à 10 € le kilo, on s'en doute... Mais c'est pourtant ce que l'on trouve, entre autres, dans les rayons des supermarchés. On boycotte donc les barquettes de viande à bas prix, les promos au kilo et les poulets « standards » (pour comprendre en un clin d'œil les différences entre toutes les catégories de poulet, voir le tableau p. 33).

Trois bonnes raisons d'acheter de la viande de bonne qualité un peu plus cher :

1. elle est meilleure dans l'assiette,
2. meilleure pour la santé,
3. et meilleure pour les éleveurs, mieux rémunérés par les artisans bouchers que par les industriels.

Un cercle vertueux. Coluche disait : « Il suffirait que les gens ne les achètent plus pour que ça ne se vende pas. » C'est aussi simple que cela.

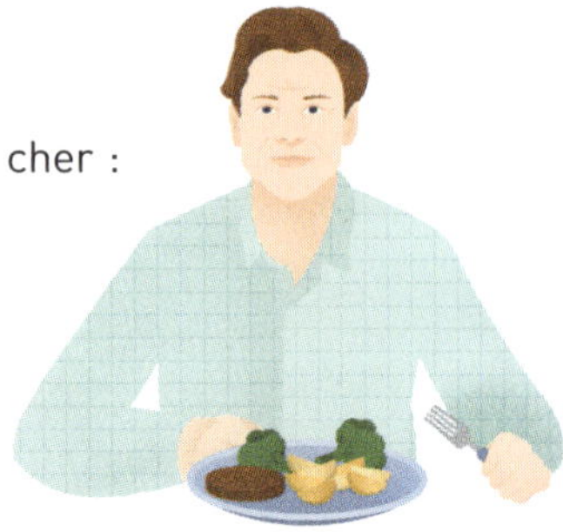

Choisir des labels de qualité

Différents labels indiquent des viandes de qualité, chacun ayant ses petites spécificités. Le top reste le label bio, suivi du Label Rouge. Et si rien n'est stipulé, c'est simple, on évite.

Label bio : l'agriculture biologique garantit que le mode de production est respectueux de l'environnement et du bien-être animal. L'alimentation des animaux est garantie sans OGM et bio à plus de 95 %.

Label Rouge : label français qui garantit une qualité ainsi que des caractéristiques gustatives supérieures à la moyenne, tant par les conditions de production que de fabrication. Il n'implique pas de notion géographique.

AOP : l'appellation d'origine protégée désigne un produit dont toutes les étapes de fabrication, de production et de transformation sont réalisées selon un savoir-faire reconnu, et dans une zone géographique définie.

LE LABEL BIEN-ÊTRE ANIMAL

Pour aller plus loin, un étiquetage « bien-être animal » est né en 2017, sous l'impulsion du groupe Casino et d'associations de protection animale. Avec une note de A – le meilleur – à E – le moins bon –, il prend en compte plus de 200 critères, de la naissance des animaux à l'abattage en passant par les conditions d'élevage et de transport. En 2020, l'initiative concerne désormais les marques des distributeurs Casino, Carrefour et Magasins U, les producteurs commercialisés dans ces enseignes et des producteurs de volailles : les Fermiers de Loué, les Fermiers du Sud-Ouest et Galliance.

IGP : l'indication géographique protégée désigne un produit dont au moins une des étapes (production, transformation, fabrication) est réalisée dans une certaine zone géographique, le but étant de valoriser cette région.

Bleu-Blanc-Cœur : l'alimentation des animaux est enrichie en graines de lin ou de luzerne, riches en oméga-3. Leur viande, leur lait et leurs œufs sont ainsi naturellement enrichis en oméga-3.

Sans antibiotiques : cette mention, qui ne fait pas l'objet d'une réglementation spécifique, est apparue en 2013 dans les linéaires et connaît un franc succès depuis. L'idée : les animaux sont soignés sans antibiotiques. Et si leur état le nécessite, ils sont déclassés de la filière.

Mieux choisir son poulet

Les mentions suivantes indiquent un poulet élevé en plein air (cela fonctionne aussi pour les découpes, les préparations cuites et crues) : Label Rouge, bio, fermier, en liberté, plein air.
À noter : les poulets de Bresse AOC sont élevés en plein air durant neuf semaines, puis engraissés entre huit et quinze jours en cage (de façon à obtenir une chair plus grasse).
Sur les emballages des poulets, on repère les mentions qui nous renseignent sur le mode d'élevage de la volaille. On proscrit les deux les moins qualitatives : « standard » et « certifié ».

	Poulet standard	**Poulet certifié**	**Poulet fermier**	**Poulet fermier Label Rouge**	**Poulet fermier bio**
Souche	à croissance rapide	à croissance intermédiaire	à croissance lente		
Âge d'abattage	pas d'exigence réglementaire	56 jours	81 jours minimum		
Densité (dans le poulailler)	20 à 22 poulets par m²	20 à 22 poulets par m²	12 poulets/ m² maximum	11 poulets/ m² maximum	10 poulets/ m² maximum
Espace en plein air	aucun, élevage en claustration 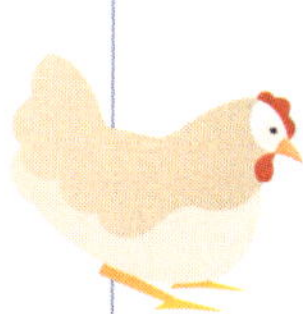		au moins 2 m² par poulet ; mention « élevé en liberté » au lieu de « plein air » si le parcours est illimité		en plus des exigences « fermier », les poulets ont accès à l'extérieur pendant au moins 1/3 de leur vie
Éclairage	artificiel		naturel		
Alimentation	pas d'exigence 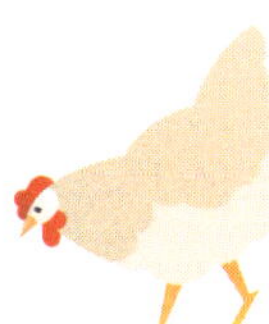		100 % végétaux, minéraux et vitamines dont 75 % minimum de céréales		100 % végétaux, minéraux et vitamines, 90 % minimum de produits bio, dont 65 % minimum de céréales

Source : *Ministère de l'Agriculture.*

Mieux choisir son jambon

« Tout est bon dans le jambon… » Vraiment ? On vous aide à vous y retrouver.

- Préférer les jambons bio et sans nitrites.
- Choisir un jambon issu de « porc fermier », qui apporte un vrai plus gustatif et nutritionnel puisqu'on a affaire à un porc élevé en liberté.

- Éviter le jambon standard qui autorise les polyphosphates (composés qui permettent de gonfler artificiellement le poids de la viande en la gorgeant d'eau. Un kilo de viande permet ainsi de fournir 1,4 kg de jambon !). Noter que la mention « jambon supérieur » garantit l'absence de polyphosphates.

On oublie les viandes transformées

Qui dit transformées dit présence d'additifs, de sel, voire de sucre, de graisses ajoutées… On revoit donc ses habitudes, sans tout bousculer non plus (on ne va pas passer du jour au lendemain d'un barbecue gargantuesque à une salade de graines germées !). Le tableau ci-dessous prend en compte l'aspect transformé, mais aussi la teneur en graisses de certains produits.

On remplace…	Par…
Boulettes industrielles (12 % de M.G.)	Boulettes maison avec de la viande à 5 % de M.G. ou falafels
Steak haché à 15 % de M.G.	Steak haché à 5 % de M.G., bio ou Label Rouge ou « steak » végétal
Saucisses cocktail apéro	Surimi (sauf « premier prix »), dés de fromage
Chipolatas (1 = 55 g = 12,5 g de lipides)	Aiguillettes de poulet marinées à l'ail et aux herbes
Rondelles de saucisson	Roulés de saumon fumé
Plat cuisiné à base de viande (lasagnes, moussaka…)	Le même, fait maison
Jambon sec	Viande des Grisons
Burger	Burger au poisson
Farce type chair à saucisse	Farce à base de quinoa
Jambon blanc standard	Jambon blanc sans nitrites (le minimum), et mieux encore, bio ou Label Rouge
Nuggets de poulet (à base de poulet haché)	Nuggets maison (cubes de poulet passés dans de la chapelure et poêlés à l'huile d'olive)
Terrine ou pâté	Rillettes de saumon (maison)

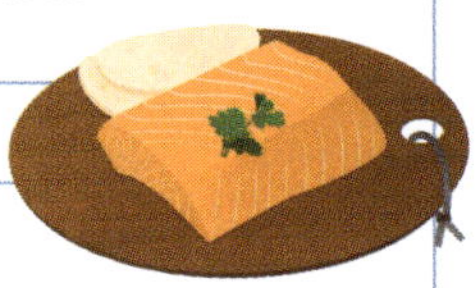

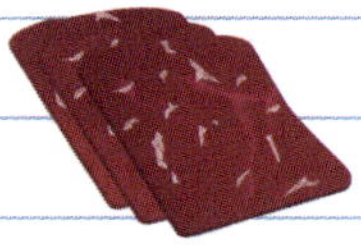

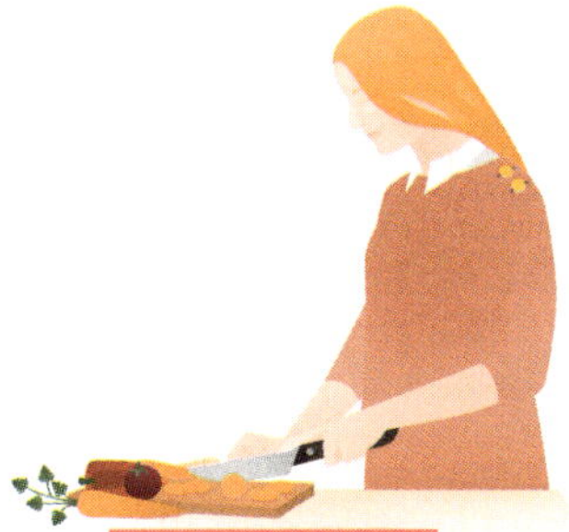

Chapitre 2

On réduit sa consommation de viande

Bien sûr, tout dépend d'où vous partez : peut-être êtes-vous déjà un faible consommateur ? Mais, pour les autres, voici quelques pistes à suivre pour réduire votre consommation.

On revoit ses portions

Pour éviter de manger trop de viande, gardez un repère visuel en tête. L'assiette idéale se compose d'une moitié de légumes verts, d'un quart de féculents et d'un quart de protéines (viande mais aussi poisson, œuf, tofu...). À moins d'y mettre vraiment de la mauvaise volonté et d'utiliser des assiettes XXL, vous verrez que la place dédiée aux protéines est limitée.

L'ASSIETTE IDÉALE

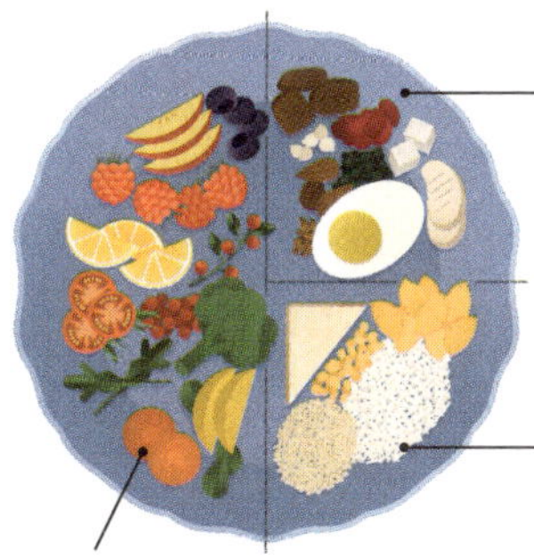

Un quart de protéines
Un quart de féculents
Une moitié de fruits et de légumes

La main comme indicateur

Un autre repère visuel consiste à utiliser le gabarit de sa paume de main pour évaluer la portion de viande ou de poisson (surface de la paume et épaisseur du petit doigt). Pensez aussi tout simplement à ne pas vous resservir quand il y en a la possibilité (avec un plat mijoté, un rôti, un poulet entier...) et à choisir des morceaux plus petits. Rien ne vous oblige à prendre la plus grosse tranche de gigot, la petite, là, juste à côté, suffira.

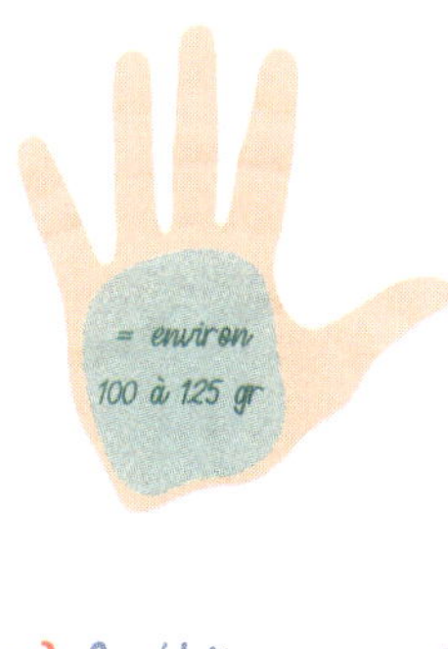

= environ
100 à 125 gr

50 % de protéines animales et 50 % de protéines végétales

C'est le ratio que recommande le PNNS (Programme national nutrition santé) afin de garantir des apports suffisants en acides aminés, vitamines, minéraux et fibres. En France, nous consommerions plutôt 30 % de protéines végétales et 70 % de protéines animales. Un ratio à équilibrer !

Une journée type à 50/50

Sur les 54 g de protéines conseillés par jour pour un adulte de 65 kg, voici comment se répartirait un apport de 50 % de protéines animales et 50 % de protéines végétales. Sachant que, dans la « vraie vie », il n'est ni possible ni question d'être aussi précis : l'équilibre se joue sur plusieurs jours.

27 g de protéines animales + 27 g de protéines végétales	
=	=
75 g de viande ou de poisson ou 2 œufs **(soit 15 à 16 g)** + 2 yaourts nature ou 150 g de fromage blanc ou 1 yaourt nature et 30 g de fromage **(soit 11 g issus de produits laitiers)**	60 g de lentilles, poids avant cuisson **(15 g)** + 30 g d'amandes/noisettes **(6 à 7 g)** + 2 portions de 30 g de pain complet **(5 g)**

Pourquoi protéines animales et végétales ne se valent pas ?

Petit rappel : les protéines sont constituées de « briques », des acides aminés. Il en existe vingt-deux, dont neuf sont dits « essentiels », car l'organisme ne peut les synthétiser lui-même. Ils doivent donc être apportés par l'alimentation. Les légumineuses (pois chiches, lentilles, haricots secs, pois cassés…) manquent en effet de méthionine, et les céréales (riz, blé, avoine, fonio…) manquent de lysine. Elles doivent donc être associées au cours du repas ou de la journée (voire au cours de la même semaine, selon de récentes études) pour être bien assimilées. Les fruits à coque (noix, pistaches, amandes, cacahuètes…) et les graines (courge, chanvre, chia, lin…) entières ou germées sont eux aussi gorgés de nutriments et de protéines (mais manquent de lysine ou d'isoleucine).

On joue donc les associations, sans oublier les légumes

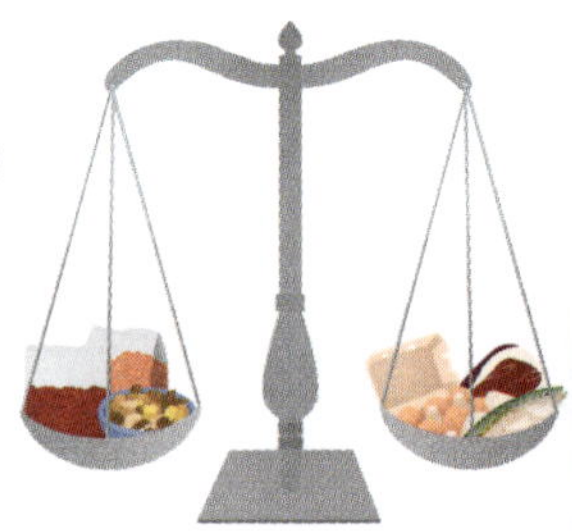

- Céréales + légumes secs (environ 50 g de chaque, poids avant cuisson + 200 g de légumes crus ou cuits).
- Céréales + graines ou noix (environ 50 g de céréales, poids avant cuisson + 30 g de graines ou de noix + 200 g de légumes crus ou cuits).
- Légumes secs + graines ou noix (environ 50 g de légumes secs, poids avant cuisson + 30 g de graines ou de noix + 200 g de légumes crus ou cuits).

Légumes	Céréales et assimilés	Légumes secs	Graines ou noix
Asperge	Blé (et dérivés : pâtes, pain…)	Lentilles vertes	Graines de lin
Aubergine	Petit épeautre	Lentilles corail	Graines de courge
Bette	Millet	Haricots blancs	Graines de sésame
Brocoli 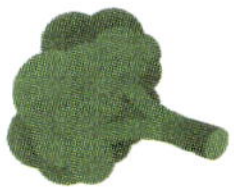	Teff	Haricots rouges	Graines de chia
Carotte	Sorgho	Haricots azuki	Graines de pavot
Chou blanc, rouge, vert…	Riz basmati	Flageolets	Graines de tournesol
Champignon	Riz complet	Pois chiches	Noix
Chou-fleur	Sarrasin	Pois cassés	Noisettes 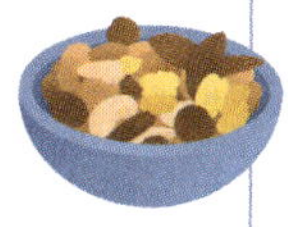
Courgette	Quinoa	… 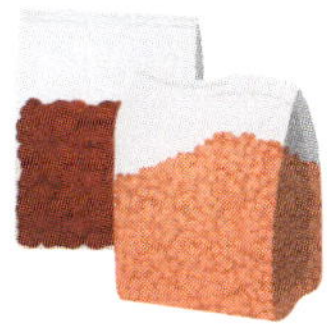	Amandes
Épinards	… 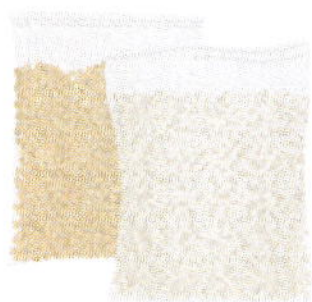		Pistaches
Haricots verts			Noix du Brésil
Poireau			Noix de macadamia
Potiron			Noix de pécan
…			…

Le soja, c'est bien ou pas ?

Manger moins de viande implique souvent une plus grande présence de soja au menu, sous forme de tofu, mais aussi de galettes végétales, de yaourts… Mais, si le soja apporte des protéines de bonne qualité et en quantité importante, il renferme aussi des isoflavones, des molécules végétales dont la structure chimique est proche de celle de l'œstradiol, une hormone sexuelle. On les soupçonne, en cas de consommation excessive, d'interagir avec les récepteurs des œstrogènes et de perturber le système hormonal, voire d'avancer l'âge de la puberté chez les enfants, d'impacter le système reproducteur et de favoriser les cancers hormonodépendants.

Attention à ne pas en manger trop !

Depuis 2005, les autorités de santé ont fixé un principe de précaution à 1 mg d'isoflavones par kilo de poids corporel et par jour, soit 60 mg d'isoflavones par jour pour une personne de 60 kg. Le problème, c'est que les teneurs en isoflavones ne sont pas affichées sur les produits, et qu'elles peuvent être très variables d'un fabricant à un autre. Elles dépendent en effet du mode de fabrication (temps de cuisson, utilisation ou non de l'eau de cuisson). Les experts recommandent ainsi d'éviter les produits au soja chez les enfants de moins de 3 ans, les femmes enceintes et en cas d'antécédents de cancers hormonodépendants. Conclusion, on évite de manger des produits au soja matin, midi et soir, mais on peut tout à fait inclure du tofu ou des desserts au soja de temps en temps au menu. Concernant le reste de la population, les recommandations varient entre un produit au soja un jour sur deux, à un ou deux par jour.

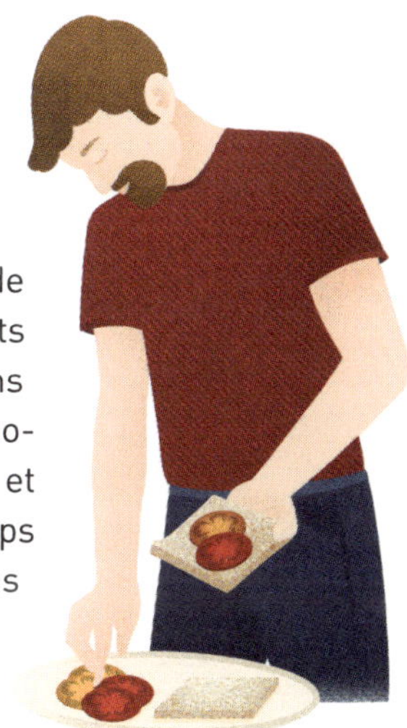

Six étapes pour manger moins de viande (et mieux)

1. Arrêter la viande de qualité moyenne

À la place de...	On prend plutôt...
Un club-sandwich au jambon en supermarché	Un club-sandwich au fromage frais
Un sandwich baguette au poulet à la boulangerie	Un sandwich baguette tomate-mozzarella, ou un sandwich au thon
Un kebab à l'agneau	Le même pain garni de falafels
Une salade césar à la brasserie	Une salade de chèvre chaud
Des pâtes sauce bolognaise	Des pâtes aux fruits de mer
Un steak-frites au self	Le plat à base de poisson

Pas le temps de déjeuner à midi, vous achetez un jambon-beurre à la boulangerie ou au supermarché ? Ou vous prenez un steak haché-frites au self de l'entreprise ? Même si, globalement, les professionnels tendent à améliorer la qualité de leurs matières premières (certains restaurants d'entreprises proposent des viandes et des volailles bio ou Label Rouge, idem pour certaines chaînes de restauration rapide), on se retrouve souvent face à des viandes ou à des charcuteries grasses et/ou d'une provenance floue. Ou à un sandwich à l'épaule et non au jambon. Si vous aimez la viande, autant vous faire plaisir avec un poulet de bonne qualité quand vous en prenez, plutôt que des boulettes bas de gamme... Ouvrez l'œil, ou prenez plutôt un sandwich au thon ou le plat de poisson au self.

2. Planifier ses menus

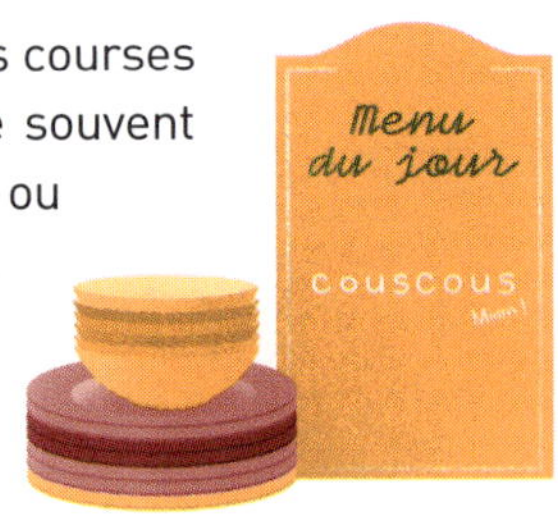

Vous rentrez un peu tard un soir du travail, vous n'avez pas envie de faire des courses et vous n'avez rien de prêt ? Vous le savez comme nous : cela se termine souvent par un plat préparé réchauffé, une pizza, ou encore du pain et du jambon ou de la charcuterie. Du coup, prévoir ses repas de la semaine et les courses correspondantes aura deux avantages : ne plus se rabattre sur n'importe quoi, et varier les sources de protéines. On peut effectivement prévoir pour chaque jour une protéine différente : volaille, bœuf, poisson, œufs, jambon blanc, fruits de mer... ou repas veggie avec des céréales et des légumes secs. N'hésitez pas à adopter le *batch cooking* : une technique qui permet de prévoir ses repas de la semaine le week-end et ainsi gagner du temps.

3. Limiter sa consommation de (bonne) viande

L'idée : diviser par deux votre consommation, et privilégier en parallèle de la viande de qualité, en allant chez un bon artisan. Si vous aviez l'habitude de manger de la viande tous les jours ou presque, passer à de la viande un jour sur deux peut être déjà un grand pas. Si vous étiez un petit consommateur, passer à une ou deux portions de viande rouge par mois peut aussi tout à fait vous convenir. Autre idée : penser aux plats à partager, type hachis parmentier, lasagnes, riz cuisiné façon riz cantonais ou paella... La viande y étant présente sous forme hachée ou coupée en petits morceaux, et mélangée à d'autres ingrédients, on en mange finalement moins, sans avoir l'impression de se priver.

4. Cuisiner des produits de la mer

Les moules et les crevettes ne sont pas seulement réservées aux vacances en bord de mer ! En ville, on oublie souvent tout le champ des possibles offert par les produits marins. Certes, il est moins facile de faire griller des sardines dans un deux-pièces sous peine de mettre des jours à vous débarrasser de l'odeur, mais vous pouvez parfaitement penser aux moules, aux crevettes, aux pétoncles, aux noix de saint-jacques ou aux calmars surgelés, déjà décortiqués et prêts à cuisiner.

BIEN CHOISIR SES ŒUFS

Avez-vous remarqué ce code inscrit sur la coquille des œufs ? Le premier chiffre donne une indication sur l'élevage des poules : choisissez absolument des œufs dont le code commence par 0 ou 1, et fuyez les chiffres 2 et 3. Le code 0 indique un œuf bio, et le code 1, un œuf de poule élevée en plein air. Le chiffre 2 indique en revanche des poules élevées en bâtiments, et le 3, des poules en cages (dont l'alimentation est nettement moins qualitative).

5. Redécouvrir les œufs (autrement qu'en omelette)

Avec 15 g de protéines et 160 calories pour deux œufs, ce sont d'excellentes options pour remplacer la viande. En consommer jusqu'à cinq par semaine ne pose aucun souci, donc n'hésitez pas à en faire la base de plusieurs repas. Ils se prêtent à une foule de recettes : au plat avec une ratatouille, à la coque avec des mouillettes de pain au levain légèrement beurrées, pochés dans une salade de frisée ou de pousses d'épinards, en omelette avec des épinards, brouillés avec des toasts de pain et du saumon fumé, cocotte (cassés dans des ramequins, sur des légumes type ratatouille ou épinards), mollets ou durs en salade...

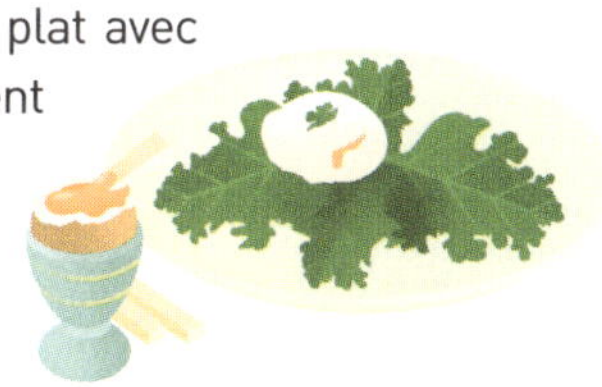

6. Organiser une journée 100 % veggie par semaine

Choisissez le jour de la semaine qui vous convient le mieux : le dimanche, car c'est la fin du week-end, le mercredi, car vous êtes en télétravail... Partez d'un ingrédient (lentilles corail, patate douce, petit épeautre...), cherchez des recettes qui vous inspirent sur Internet (ou dans ce livre) et faites-en un menu facile et gourmand : dahl végétarien (lentilles mijotées au lait de coco et aux légumes, et riz basmati), chili *sin carne* (en remplaçant la viande par du tofu haché), couscous aux légumes, croquettes de pois chiches, salade et semoule, wraps à l'houmous et aux crudités, *buddha bowls*... C'est l'occasion de mettre en scène des aliments dans des recettes que vous ne préparez pas forcément à la maison, de craquer pour de nouvelles saveurs et de prendre aussi de nouvelles habitudes !

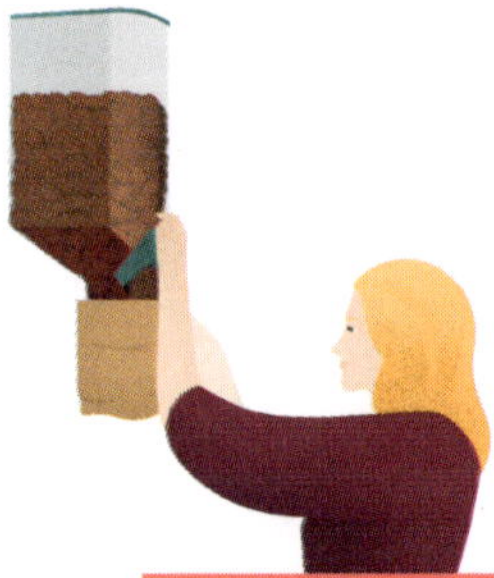

Chapitre 3

On découvre les protéines végétales

Maintenant que vous avez compris l'intérêt de réduire votre consommation de viande, il est temps de découvrir le monde des protéines végétales. De quoi s'agit-il exactement ?

Où trouver des protéines végétales ?

Quand on parle de « protéines » végétales, on pense spontanément au tofu et aux alternatives en grandes surfaces telles que les steaks végétaux ou les boulettes. Mais il ne faut pas oublier tous les autres aliments : légumes secs (de véritables champions !), céréales, algues, graines, noix…

Vingt aliments champions des protéines végétales

Aliment	Teneur en protéines pour 100 g (avant cuisson)
Spiruline	65 g
Protéines de soja texturées	50 g
Graines de courge	35 g
Lentilles	25 g
Haricots rouges secs	24 g
Graines de lin	24 g
Pois cassés	22 g
Amandes	22 g
Seitan	21 g
Pistaches	21 g
Tempeh	21 g

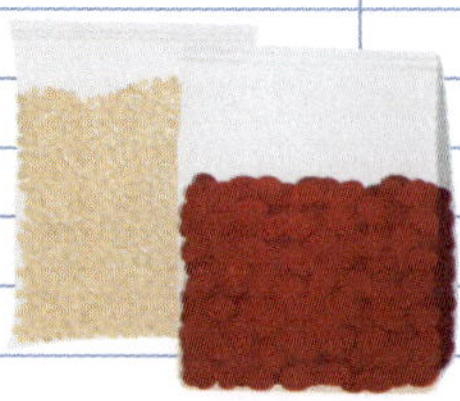

Aliment	Teneur en protéines pour 100 g (avant cuisson)
Pois chiches	20 g
Graines de chanvre	20 g
Algues en paillettes, séchées	18 g
Noisettes	17 g
Graines de chia	16 g
Tofu	15 g
Noix	15 g
Sarrasin	12 g
Riz complet	7 g

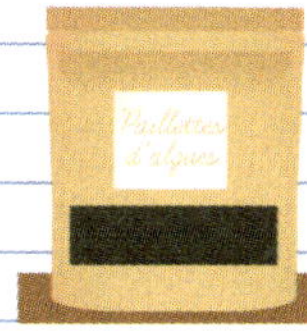

Faire tremper les céréales et les légumes secs, une bonne idée !

Les phytates, ou acides phytiques, sont des composés naturellement présents dans certains aliments, en particulier les légumineuses et les céréales. Une fois dans l'intestin, ils se lient aux minéraux, contrecarrant leur absorption par le corps. Le fer, mais aussi le zinc et le calcium sont concernés. Le trempage, la germination, la fermentation (et aussi la cuisson) réduisent la quantité de phytates. Aussi, quand vous préparez des légumes secs, mais aussi des céréales complètes comme le petit épeautre ou le riz complet, faites-les tremper avant de les cuisiner.

WRAPS VÉGÉTARIENS

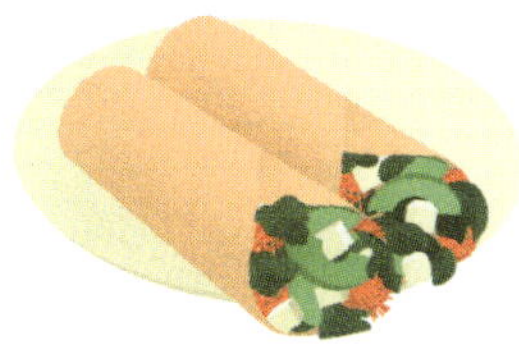

Taillez 400 g de tofu en fines tranches et faites-les dorer dans une poêle chaude dans un peu d'huile d'olive ou de coco. Garnissez 4 tortillas (galettes de blé ou de maïs) d'une fine couche d'houmous, disposez un peu de salade verte finement émincée, la chair de 1 avocat taillée en fines lamelles, 4 cuil. à soupe de carottes râpées, 2 cuil. à soupe de cacahuètes concassées, de la coriandre ciselée et le tofu. Rabattez le tiers inférieur des wraps sur la garniture puis roulez-les pour obtenir 4 rouleaux. Servez aussitôt avec des crudités.

Niveau débutant : les options « prêtes à cuisiner »

Le tofu, la protéine issue du soja

Obtenu à partir du jus de soja caillé mélangé à du nigari (chlorure de magnésium), le tofu se présente sous forme d'un bloc à couper en morceaux. Il apporte 15 g de protéines et 120 calories environ pour 100 g, c'est donc un partenaire minceur idéal. Il renferme également du manganèse, essentiel pour métaboliser les acides aminés des protéines.

En cuisine : en pratique, on l'achète de préférence au rayon frais des magasins bio ou des épiceries asiatiques. Pour commencer, on le coupe en dés dans des salades ou on le fait sauter à la poêle dans un peu d'huile pour le faire croustiller. Si vous avez du mal avec son goût neutre, il suffit de le faire mariner avec un peu d'huile d'olive et des épices au préalable. Sinon, hachez-le grossièrement et cuisinez-le en bolognaise veggie.

Le seitan, la protéine issue du blé

Ce bloc de protéines de blé est obtenu en pétrissant et en lavant dans plusieurs eaux de la farine de blé pour en retirer l'amidon (la partie glucidique) et concentrer le gluten (la partie protéique). Il est donc formellement interdit aux intolérants. La pâte obtenue, qui contient presque exclusivement du gluten, est cuite dans un bouillon pour l'aromatiser. Très protéinée (25 g pour 100 g) et faible en calories (100 à 120 calories pour 100 g), elle est vendue en bloc ou en tranches en magasins bio (on peut aussi le faire maison très facilement). Assez neutre de goût, il prend la saveur des sauces dans lesquelles on le cuisine. En revanche, le seitan manque de lysine, il faut donc l'associer à des légumineuses.

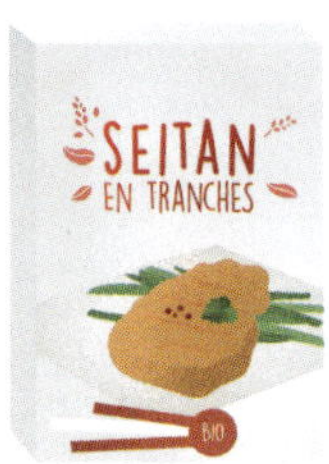

En cuisine : on le poêle dans un peu d'huile et on le sert avec des légumes, on le mijote dans des versions véganes de blanquettes, currys ou tajines, on le hache en fausse bolognaise, hachis parmentier, lasagnes ou dans des tomates farcies...

CHILI *SIN CARNE*

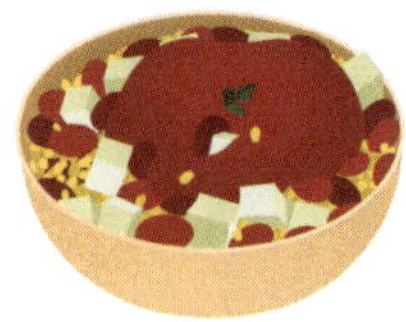

Pelez et émincez 1 oignon et 1 gousse d'ail. Égouttez 300 g de haricots rouges (en bocal). Hachez grossièrement 400 g de tofu. Chauffez 2 cuil. à soupe d'huile d'olive dans une cocotte. Faites-y fondre l'oignon et l'ail puis ajoutez 6 tomates pelées, épépinées et coupées en dés, salez, poivrez et parsemez avec 1 cuil. à café de cumin (et un peu de piment si vous aimez). Laissez mijoter 15 minutes puis ajoutez les haricots rouges égouttés, le tofu haché et 1 petite boîte de maïs. Laissez mijoter encore 20 minutes. Servez accompagné de riz basmati et parsemé de coriandre.

Le tempeh, des fèves de soja fermentées

Le tempeh se présente sous la forme d'un gros saucisson ou de blocs faits de graines de soja fermentées et agglomérées. Son goût fermenté est assez typé. Il apporte 21 g de protéines et 230 calories pour 100 g. Un de ses avantages, et pas des moindres : il s'agit d'un aliment lactofermenté, donc digeste, aux protéines bien assimilables, et bon pour la flore intestinale (microbiote).

En cuisine : on l'achète en magasins bio, au rayon frais ou en bocal au rayon conserves. On le coupe ensuite en cubes avant de le faire mijoter dans un bouillon avec des légumes, de le faire sauter avec du riz...

Les protéines de soja texturées, concentrées de protéines

Obtenues à partir de graines de soja jaune, ces grosses pépites sont très riches en protéines (50 g pour 100 g environ !). Elles doivent être réhydratées avant d'être cuisinées. On compte 30 g environ par personne (avant réhydratation), soit 102 calories par portion réhydratée et 15 g de protéines. Elles se trouvent en magasins bio, au rayon des légumes secs et céréales.

SPAGHETTIS BOLO VEGGIE

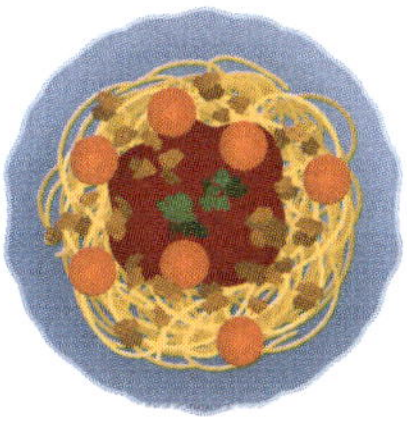

Émincez 2 oignons et 1 gousse d'ail, épluchez et râpez 1 carotte. Faites tremper 100 g de protéines de soja (en petits morceaux) dans un grand bol d'eau chaude pendant 10 à 15 minutes. Égouttez-les bien. Chauffez 2 cuil. à soupe d'huile d'olive dans une poêle, faites-y revenir l'ail, les oignons, la carotte et les protéines de soja. Salez, poivrez, ajoutez des herbes de Provence et faites cuire 5 minutes en remuant. Ajoutez 1 grosse boîte de tomates concassées, mélangez, couvrez et laissez mijoter 20 minutes. Faites cuire 250 g de spaghettis al dente, et servez-les avec la bolo veggie et quelques feuilles de basilic.

CURRY VEGGIE

Pelez 4 tomates (incisez le bas des tomates en croix et plongez-les 30 sec dans de l'eau bouillante, puis égouttez et passez-les sous l'eau froide avant de tirer délicatement sur la peau) et coupez-les en dés. Pelez et émincez 2 oignons, faites-les fondre dans un filet d'huile d'olive ou de coco. Ajoutez les tomates, 400 g de tofu ou de tempeh taillé en cubes, 20 cl de lait de coco et 1 cuil. à café de curry. Laissez mijoter 20 minutes sur feu doux en remuant, et servez avec un riz basmati.

En cuisine : après les avoir réhydratées dans de l'eau, on les cuit 10 à 15 minutes dans de l'eau bouillante. Égouttées, elles se préparent ensuite comme de la viande hachée, dans une sauce bolognaise, des légumes farcis, un hachis parmentier, des croquettes, des poêlées, des lasagnes, des raviolis, des pizzas, des plats mijotés...

Les « simili-carnés », pas si sains

Sous forme de boulettes, d'émincés, de galettes, de nuggets, de « hachés » et autres formes propres aux préparations à base de viande, ces produits à base de protéines végétales (soja ou gluten de blé le plus souvent, ainsi que des protéines de pois, mais aussi de blanc d'œuf) ont fait une percée remarquée au rayon frais. Mais le problème, c'est qu'ils renferment également de nombreux additifs pour leur conférer goût, couleur et texture, sans oublier une teneur souvent très importante en matières grasses et en sel. Et que leur teneur en protéines (y compris le profil des acides aminés), vitamines et minéraux n'a rien à voir avec celle des viandes. Donc, une fois de temps en temps, pourquoi pas, mais pas question d'en manger tous les jours. À noter : depuis juin 2020, ces préparations ne peuvent plus porter le nom de « steaks » végétaux.

LES COMPOSANTS D'UNE PRÉPARATION VÉGÉTALE

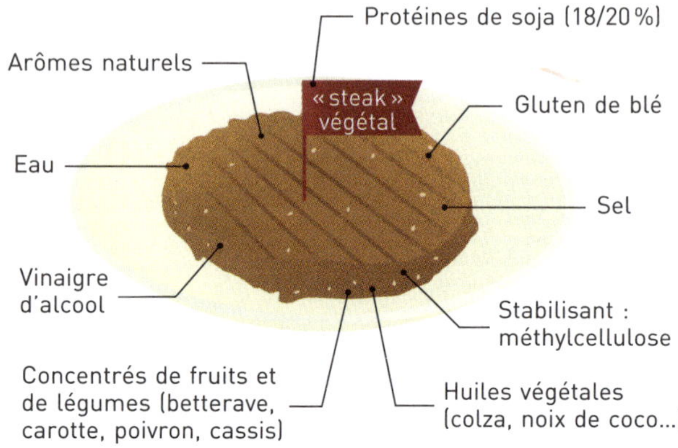

Niveau expert : les options céréales + légumes secs

Les protéines végétales ne renfermant pas tous les acides aminés essentiels, il faut les combiner entre elles. Les bonnes idées : des recettes qui associent légumineuses et céréales et/ou graines et fruits à coque, offrant ainsi un mélange d'acides aminés complémentaires. Quelques idées :

- Couscous aux pois chiches et aux légumes
- Risotto aux petits pois et aux asperges vertes
- Chili aux haricots rouges et riz
- Croquettes de lentilles corail et semoule

DAHL DE LENTILLES CORAIL

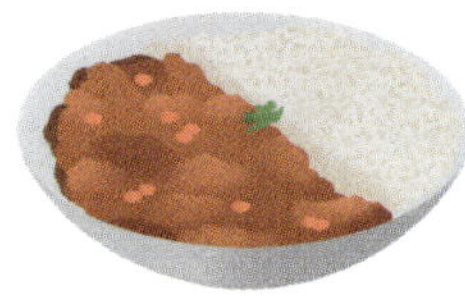

Faites revenir 1 oignon pelé et émincé dans un peu d'huile d'olive ou de coco. Ajoutez 200 g de lentilles corail, 3 tomates pelées, épépinées et coupées en petits dés, 2 gousses d'ail pelées et hachées, et faites revenir quelques instants. Ajoutez 1 cuil. à café de curry, 10 cl de lait de coco, couvrez d'eau et laissez cuire sur feu doux 15 minutes environ, en surveillant les lentilles : elles doivent rester al dente et ne pas se déliter en purée. À part, faites cuire du riz basmati à l'eau bouillante salée. Servez le dahl de lentilles avec le riz et parsemez de coriandre ciselée.

- Pâtes de lentilles corail aux petits légumes et graines de courge
- Taboulé de quinoa aux amandes
- Soupe de pois cassés, croûtons et graines de courge
- Pain pita et houmous au sésame
- Chausson façon empanadas aux haricots rouges

BUDDHA BOWL VEGGIE

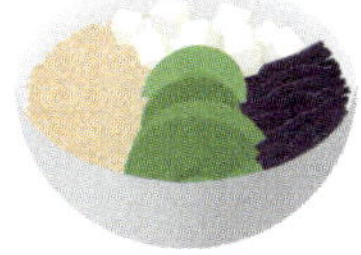

Pelez 1 patate douce, coupez-la en cubes, mélangez-les avec de l'huile d'olive et disposez-les sur un plat. Faites-les rôtir au four à 210 °C pendant 20 minutes. Pendant ce temps, faites cuire 150 g de quinoa dans de l'eau bouillante salée pendant 12 à 15 minutes. Égouttez et laissez refroidir. Répartissez le quinoa dans 4 assiettes creuses, puis répartissez les cubes de patate douce, 1 poignée de mâche, la chair de 1 avocat taillée en fines lamelles, 100 g de pois chiches égouttés (en bocal), et 1/8 de chou rouge râpé. Fouettez le jus de 1 citron avec 4 cuil. à soupe d'huile d'olive et 1 cuil. à café de sauce soja, arrosez le *bowl*, puis parsemez de graines de sésame et de coriandre ciselée.

Quatre coups de pouce spécial veggie

La levure maltée

Il s'agit de levure de bière additionnée d'extrait de malt pour adoucir son goût. Très riche en protéines (entre 47 et 57 g pour 100 g !), elle est aussi riche en vitamines du groupe B et en minéraux (chrome, zinc…), et elle renferme de la lysine, l'acide aminé qui manque aux céréales. Grâce à son goût évoquant des notes fromagères, elle est très appréciée par les végétaliens qui l'utilisent pour assaisonner pâtes, quiches et gratins. Mais on peut aussi tout simplement la parsemer sur une soupe, des crudités, une poêlée de légumes, un yaourt…

Le germe de blé

Il se présente sous forme de poudre ou de paillettes. Riche en protéines (27 g pour 100 g), il est également bien pourvu en fibres, en magnésium, en zinc, en vitamine E… On l'achète toujours bio, en revanche, pour éviter de récupérer les pesticides qui se seraient déposés sur l'enveloppe du grain de blé… En pratique, on le saupoudre sur des crudités, des compotes, des yaourts ou des plats chauds en fin de cuisson.

Les paillettes d'algues

Très concentrées en minéraux (calcium, magnésium, potassium, fer…), elles apportent aussi une bonne quantité de protéines dotées de tous les acides aminés essentiels. On les trouve en magasins bio, prêtes à l'usage : elles se parsèment telles quelles sur des omelettes, auxquelles elles apportent leur petit goût iodé, sur des pommes de terre vapeur, des crudités, dans une pâte à cake salé... Pensez aussi au tartare d'algues en pot, à étaler sur des toasts ou à utiliser en guise de sauce sur des pâtes.

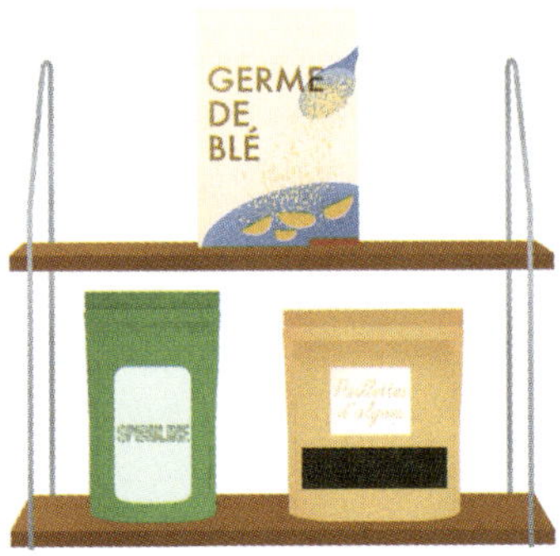

La spiruline

Cette microalgue d'eau douce contient 50 à 60 g de protéines pour 100 g. On la trouve en pots ou en sachets sous forme de poudre. Elle s'incorpore à raison d'une cuillerée à café pour une ou deux personnes dans des potages, des jus de légumes, des sauces chaudes ou froides, des pâtes à pain, à tarte...

Manger moins de viande : les erreurs à éviter

Ne manger que des légumes

Attention au piège de vouloir faire un plat complet avec des légumes verts et des pâtes, par exemple, ou avec une salade composée au self de votre lieu de travail, associant diverses crudités (carottes, betterave, salade de riz...) : il vous manque forcément des protéines et certains nutriments (vitamine B12, fer...). Non seulement vous risquez d'avoir faim dans l'après-midi, mais, à terme, si vous ne compensez pas aux autres repas, votre alimentation ne sera pas équilibrée.

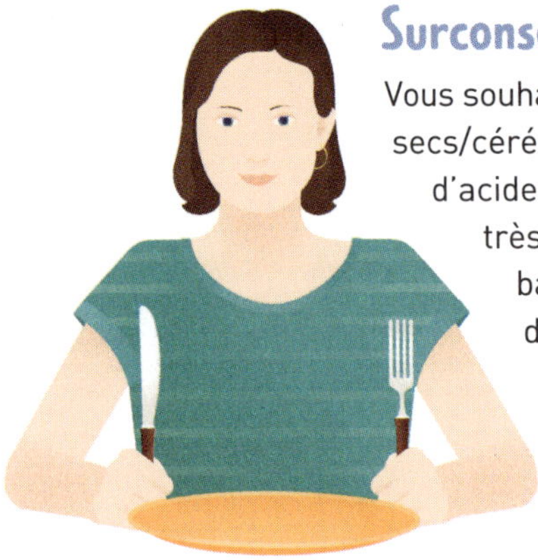

Surconsommer des glucides

Vous souhaitez remplacer vos portions de viande par un mélange légumes secs/céréales ? C'est effectivement une des solutions pour faire le plein d'acides aminés. Revers de la médaille, c'est aussi une association très riche en glucides, susceptible de déclencher gonflements et ballonnements. Légumes secs et céréales contiennent en effet des FODMAPs, une famille de glucides qui fermentent dans le tube digestif. Un peu, ça passe, mais en excès, attention... Si vous n'avez pas l'habitude d'en consommer, commencez par quelques cuillerées à soupe mélangées à des légumes. Si tout se passe bien côté digestion, vous pourrez augmenter peu à peu les quantités.

Manger trop gras

Chouette, l'houmous et les falafels, c'est végétarien et il y a des protéines grâce aux pois chiches. Et avec un caviar d'aubergines, pour un menu oriental, c'est délicieux ! Ou pourquoi pas un menu à l'indienne, avec des samoussas de légumes et un curry à l'épinard ? Attention ! Ces recettes sont certes végétariennes, mais aussi riches en glucides et en graisses, donc ne sont pas sans impact sur la balance si on en fait un menu régulier.

Compenser avec le fromage et les produits laitiers

Idem si vous couvrez vos apports protéiques en mangeant beaucoup de fromage, qui apporte des protéines de bonne qualité et tout un tas de nutriments intéressants (calcium, vitamine D...), mais aussi beaucoup de lipides ! Par exemple, une tomate-mozza avec une boule de 125 g de mozzarella, c'est 28 g de lipides (sur les 70 g environ recommandés pour un adulte consommant 1 800 calories par jour), sans compter ceux de l'assaisonnement. C'est beaucoup !

Abuser des amandes, noix et noisettes

Graines et noix sont des aliments particulièrement intéressants pour leur teneur en minéraux record, leurs protéines en quantité (entre 15 et 20 g environ pour 100 g), leurs acides gras de qualité, leurs fibres, leurs phytostérols... Très à la mode, on les a rapidement adoptées comme en-cas, toppings de petit déjeuner ou de salade. Oui mais voilà : avec 50 à 65 g de lipides pour 100 g, elles sont aussi très caloriques. Donc une portion de 30 g par jour, c'est bien. Mais attention à ne pas avoir la main trop lourde.

STOP AUX IDÉES REÇUES

Non, manger végétarien ne fait pas maigrir à coup sûr !

Quand on mange végétarien, on fait plus attention à son alimentation. Les végétariens ont donc globalement une hygiène de vie plus saine que les autres, sont plus sportifs... et plus minces. En revanche, on peut tout à fait manger végétarien et grossir : il est facile de rapidement manquer de protéines, de consommer trop de glucides (céréales, légumes secs...), voire trop de graisses à cause d'une consommation accrue de fromage, d'oléagineux...

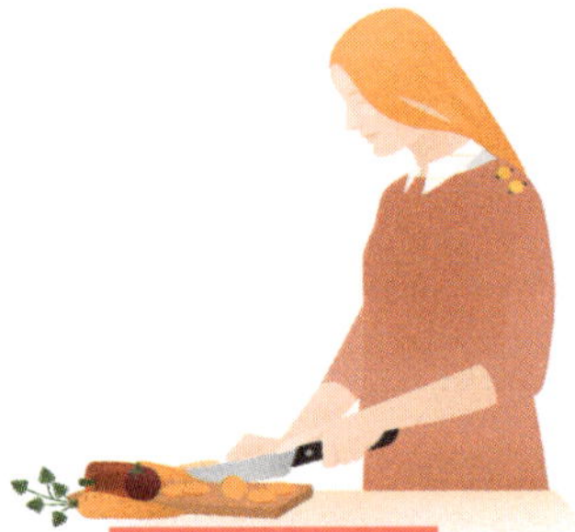

Chapitre 4

Votre programme selon votre profil

Profil 1 : Vous mangez trop de viande

Vous mangez trop de viande, trop souvent, en trop grande quantité (une côte de bœuf à deux au restaurant ? Mais oui, merci !), et vous êtes conscient que ce n'est pas bon pour vous. Mais vous aimez les steaks grillés, les barbecues, les viandes mijotées, vous ne courez pas après le poisson, et vous n'avez jamais essayé les recettes végétariennes. Pourtant, mettre plus de végétaux au menu et faire le plein d'antioxydants permet aussi de contrebalancer les effets d'une consommation élevée de protéines animales. C'est le moment de changer vos habitudes, mais sans frustration !

Vos trois objectifs principaux

1. **Réduire les quantités.** De la viande midi et soir, qu'elle soit blanche ou rouge, transformée (en plats cuisinés) ou non, c'est trop. D'autant plus que vous avez tendance à vous resservir quand il s'agit d'une pièce posée sur la table (et hop, un petit rab de poulet ou de gigot ni vu ni connu !). Alternez les sources de protéines en commençant par limiter la viande à une fois par jour, et privilégiez les portions individuelles.
2. **Réhabiliter les produits de la mer.** Il est conseillé de manger des poissons gras deux fois par semaine pour leur apport en oméga-3, sans oublier bien sûr les poissons maigres et les produits marins (crevettes, moules...). Si vous n'êtes pas un mordu de poisson, est-ce à cause des arêtes ou d'un souvenir de poisson bouilli ? De nouvelles recettes sauront peut-être vous convaincre !
3. **Découvrir des options veggie.** Commencez par un dîner par semaine : une soirée-défi au cours de laquelle vous testez une nouvelle recette. *Top Chef* ? C'est chez vous ! Et au fil du temps, vous pourrez passer à deux soirées, puis trois...

Une semaine de menus pour diminuer sa consommation de viande

Jour 1

Petit déjeuner	Déjeuner	Dîner
Thé ou café Fromage blanc et dés de fruits frais Pain au levain, fine couche de beurre ou purée d'amande	Salade de tomates aux olives noires Poulet à l'ail et au citron, riz et poêlée de légumes Compote de pommes	Salade de concombres au yaourt Sardines, pommes de terre vapeur et ciboulette Ananas

LE BON CONSEIL DE Dr.Good!

Quitte à manger de la viande, autant la prendre de qualité. Au déjeuner, c'est donc poulet labellisé obligatoire. Et ce n'est pas non plus un demi-poulet : un filet ou une cuisse, c'est largement suffisant, n'est-ce pas ?

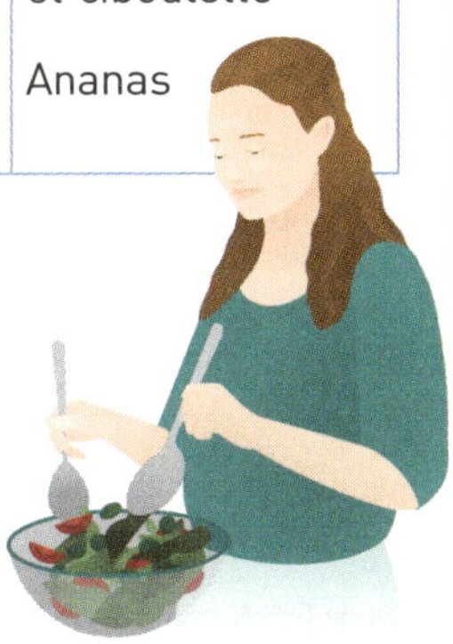

Jour 2

Petit déjeuner	Déjeuner	Dîner
Thé ou café Porridge de flocons d'avoine au lait demi-écrémé Compote maison à la cannelle	Salade d'endives aux dés de pomme et à l'huile de noix Rôti de porc, tagliatelles complètes à la tomate Kiwi	Carottes râpées à l'huile d'olive et au jus de citron Omelette, poêlée de brocoli, haricots verts et petits pois Part de tarte aux pommes maison

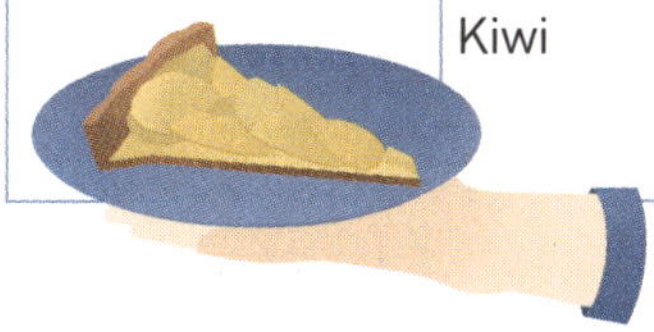

LE BON CONSEIL DE Dr.Good!

Une fois la couche de gras extérieure ôtée, le rôti de porc offre une chair très maigre et très riche en protéines. Du coup, il rassasie vite et deux petites tranches suffisent à couper efficacement la faim. Idem, on le choisit de qualité.

Jour 3

Petit déjeuner	Déjeuner	Dîner
Thé ou café Fromage blanc au muesli floconneux Ramequin de fruits rouges	Salade de betteraves à l'aneth Filet de lieu, purée de patates douces Salade de fruits	Salade de mâche aux dés de pomme Spaghettis bolo veggie Yaourt au lait de coco aux fruits rouges (frais ou surgelés)

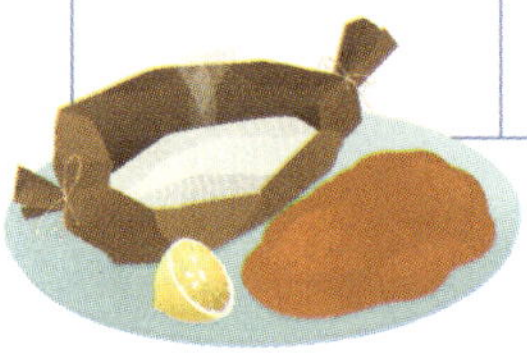

LE BON CONSEIL DE Dr. Good!

Ce soir, organisez une soirée veggie, en commençant par une recette qui devrait fédérer petits et grands : les spaghettis bolo veggie (recette p. 43). Ceux qui le souhaitent peuvent évidemment ajouter un voile de parmesan ou du fromage râpé sur leurs pâtes.

Jour 4

Petit déjeuner	Déjeuner	Dîner
Thé ou café Pain aux noix, fine couche de miel Yaourt aux myrtilles	Salade de fenouil cru aux raisins secs Brochette d'agneau, semoule aux épices Salade de mangue	Gaspacho maison Omelette aux fines herbes, ratatouille Yaourt nature et compote de pomme

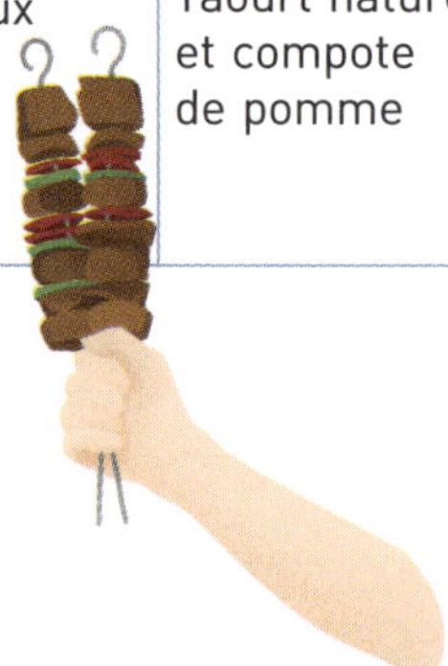

LE BON CONSEIL DE Dr. Good!

Voici votre portion de viande rouge de la semaine. En revanche, comme toutes les viandes grillées, faites attention à ce que votre brochette ne soit pas carbonisée par endroits : les parties noircies contiennent des composés toxiques. Cuisson douce de rigueur, ou alors pas de pitié, on laisse ces morceaux de côté. Pensez aussi aux marinades : à base de vin rouge ou de sauce soja, elles ont montré leur efficacité à neutraliser ces composés toxiques à la cuisson. Et terminez avec une belle tombée d'herbes fraîches pleines d'antioxydants.

Jour 5

Petit déjeuner	Déjeuner	Dîner
Thé ou café Porridge de flocons d'avoine au lait demi-écrémé Compote de poires maison à la vanille	Salade de cœurs de palmier Moules au vin blanc, quinoa Kiwi	Potage de légumes maison Salade composée : lentilles, salade verte, carottes râpées, tranches de chèvre frais, cerneaux de noix Riz au lait à la vanille

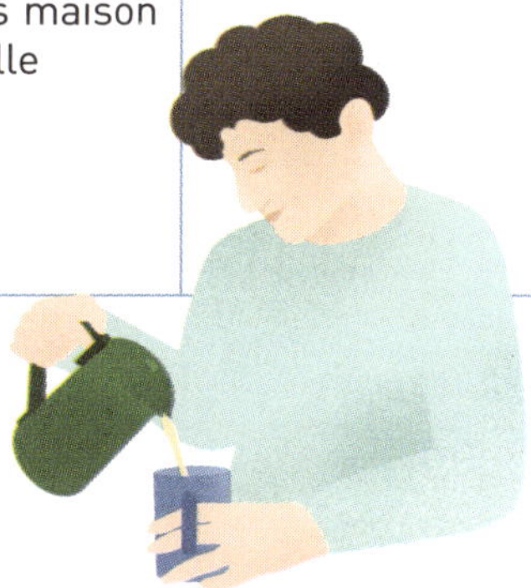

LE BON CONSEIL DE Dr. Good!

Ce soir, optez pour une grande assiette composée à base de légumes secs, de fromage et de noix : ce sera l'occasion de vérifier qu'il est possible de ne pas manger de viande du tout, et de s'offrir une assiette généreuse et copieuse !

Jour 6

Petit déjeuner	Déjeuner	Dîner
Thé ou café Porridge de graines de chia*, dés de fruit frais	Salade de mâche, crevettes, avocat, pamplemousse Poulet rôti, écrasé de patates douces Mousse au chocolat maison	Potage de pois cassés Quiche aux légumes, salade verte Yaourt au lait de coco et dés de banane

*Voir recette p. 54.

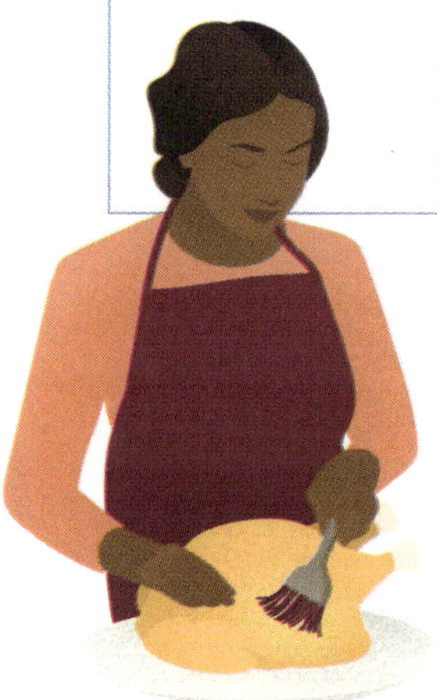

LE BON CONSEIL DE Dr. Good!

Si vous avez l'habitude de rassembler la famille autour d'un déjeuner le week-end (et d'une viande), préférez une viande blanche type poulet rôti, couscous au poulet, paella maison (avec quelques morceaux de poulet et des fruits de mer)… Et en entrée, zappez la charcuterie au profit d'une entrée gourmande à base de poisson.

Jour 7

Petit déjeuner	Déjeuner	Dîner
Thé ou café Bol de lait demi-écrémé Tartines de baguette aux céréales légèrement beurrées Kiwi	Coleslaw Burger maison, salade verte et frites maison au four Salade d'oranges à la cannelle	Poireaux vinaigrette Crevettes au curry et au lait de coco, riz basmati Fromage blanc aux dés de mangue

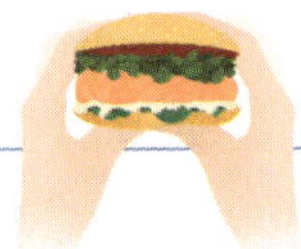

LE BON CONSEIL DE Dr. Good!

Vous mangez régulièrement des burgers ? Au restaurant, essayez une version veggie (on en trouve de plus en plus) ou au poisson. À la maison, préparez un burger vous-même avec un steak végétal (voir recette ci-dessous), ou pourquoi pas avec un pavé de saumon poêlé.

Profil 2 : Vous ne mangez plus de viande ou presque

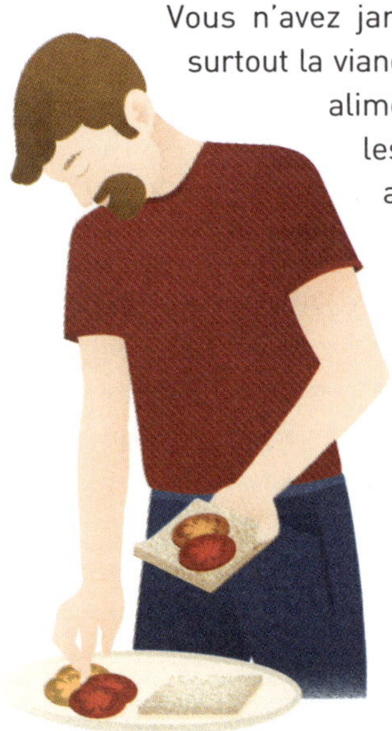

Vous n'avez jamais tellement aimé la viande, surtout la viande rouge, et au fil des scandales alimentaires et autres reportages sur les élevages et les abattoirs, vous avez aussi arrêté de manger de la volaille et du jambon (ou bien vous allez sauter le pas sous peu). Mais vous craignez d'avoir des carences. Parlez-en à votre médecin lors de votre prochaine visite, il pourra vérifier d'éventuels manques. Et en attendant, adoptez les bons réflexes alimentaires pour compenser l'absence de viande.

STEAK DE HARICOTS ROUGES

Écrasez 250 g de haricots rouges (en bocal, égouttés) à la fourchette. Incorporez 1 œuf, du sel et du poivre, 1 cuil. à soupe de graines de sésame et 2 cuil. à soupe bombées de farine. Mélangez pour obtenir une préparation homogène et souple. Divisez en deux portions et faites cuire dans un peu d'huile d'olive, dans une poêle chaude.

Vos trois objectifs principaux

1. **Combler ses besoins en protéines.** Faites attention à ne pas verser dans le « tout légumes ». Il vous faut en moyenne entre 50 et 60 g de protéines par jour, idéalement provenant pour moitié de poisson, d'œufs et de produits laitiers, et pour moitié de légumes secs, céréales, noix, alternatives végétales…
2. **Checker ses apports en vitamines et minéraux.** Vitamine B12, fer et zinc sont les premiers sur la liste des manques éventuels (voir pp. 25-26). Il faut donc favoriser les aliments qui en sont les plus riches et utiliser les petits coups de pouce que sont le germe de blé, la levure maltée…
3. **Ne pas abuser de fromage ou de produits gras.** Attention à ne pas forcer sur le fromage en comptant sur lui pour apporter des protéines, ou à tomber dans le piège des pizzas, bricks ou boulettes végétariennes. Végétariennes certes, mais riches en lipides si on en mange beaucoup. Attention à la balance !

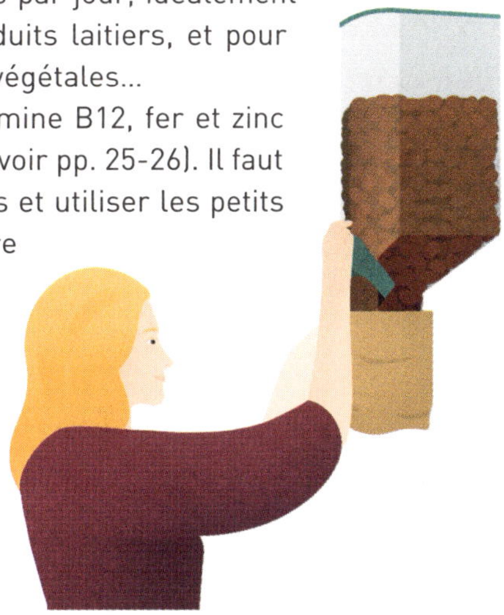

Une semaine de menus sans viande

Jour 1

Petit déjeuner	Déjeuner	Dîner
Thé ou café Bol de muesli floconneux, dés de poire et lait demi-écrémé	Salade de fenouil émincé, sauce citron et huile d'olive Crevettes pimentées, riz basmati Mangue	Potage de courgette parsemé de germe de blé Salade composée : mâche, lentilles vertes, haricots verts, dés de mozzarella, graines de courge et ciboulette Yaourt au miel et aux noix

LE BON CONSEIL DE Dr.Good!

La bonne idée : parsemer ses plats de coups de pouce protéinés, comme le germe de blé ou les graines de courge, ici. Mais vous pouvez aussi opter pour les paillettes d'algues (délicieuses sur du riz basmati, par exemple).

Jour 2

Petit déjeuner	Déjeuner	Dîner
Thé ou café Pain au levain, fine couche de beurre ou purée d'amande Fromage blanc à la compote, saupoudré de germe de blé	Poireaux vinaigrette (huile d'olive, jus de citron, ciboulette ciselée) Moules marinières, pommes de terre vapeur Salade de fruits à la cannelle	Salade de mâche aux noix Quinoa aux champignons, voile de parmesan Yaourt au coulis de mangue

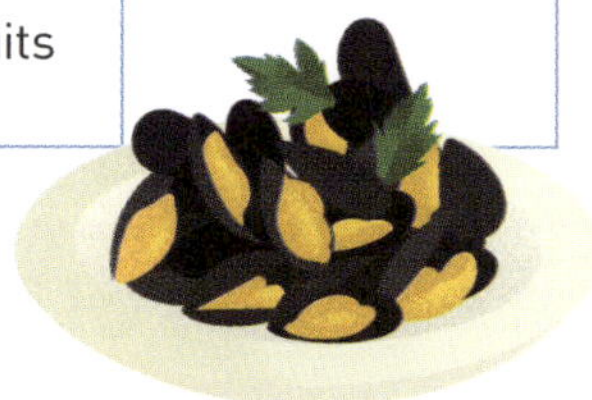

LE BON CONSEIL DE Dr. Good!

Les moules sont très, très riches en fer (6,78 mg pour 100 g… contre 2,57 mg pour un filet de bœuf). Une bonne façon de combler ses besoins sans passer par la case viande. Et si vous ajoutez de la vitamine C au même repas (comme ici avec la salade de fruits), son assimilation est facilitée !

Jour 3

Petit déjeuner	Déjeuner	Dîner
Thé ou café Porridge de graines de chia aux dés de banane et copeaux de chocolat noir	Caviar d'aubergines maison Poêlée de crevettes au lait de coco, tomate et paprika, lentilles corail Fromage blanc à la compote	Salade de betteraves aux graines de courge Endives à la béchamel gratinées au comté Poire

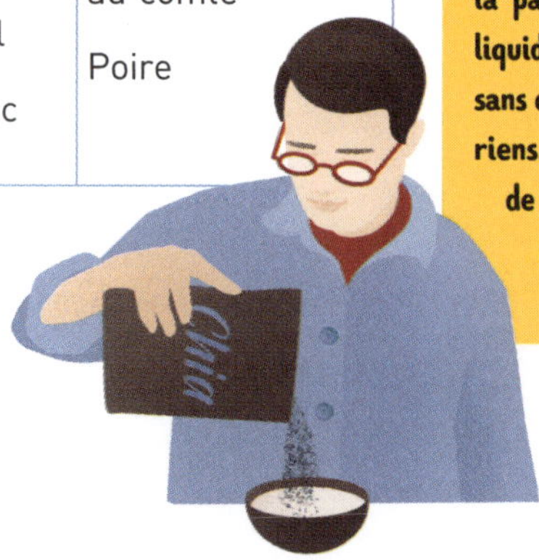

LE BON CONSEIL DE Dr. Good!

Les graines de chia sont une bonne source de protéines végétales et offrent la particularité de gonfler dans les liquides, formant une sorte de porridge sans cuisson, très apprécié des végétariens. La recette : faire gonfler 25 g de graines de chia pendant une nuit dans 25 cl de lait demi-écrémé ou végétal + 1 cuil. à café de miel.

Jour 4

Petit déjeuner	Déjeuner	Dîner
Thé ou café Fromage blanc aux fruits rouges et germe de blé Pain aux céréales légèrement beurré	Carottes râpées, huile de noix et vinaigre de cidre Filet de lieu, pâtes aux légumes secs et fondue de poireaux Yaourt et dés d'ananas	Houmous maison Poêlée de riz aux courgettes et au cumin Poire au chocolat et aux amandes

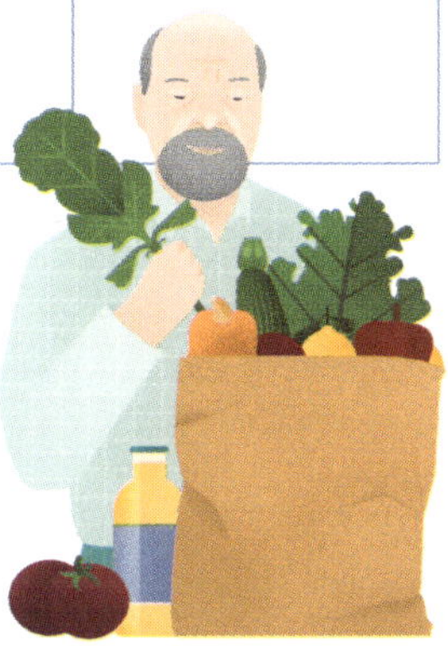

LE BON CONSEIL DE Dr. Good!

On trouve désormais dans le commerce des pâtes aux légumes secs, associant blé et pois chiches ou lentilles : une bonne idée pour combiner les acides essentiels d'une céréale et d'un légume sec. Parsemez-les de graines (sésame, lin, courge...), et vous tenez là de bonnes protéines végétales.

Jour 5

Petit déjeuner	Déjeuner	Dîner
Thé ou café Bol de muesli floconneux et lait demi-écrémé Compote maison aux noisettes concassées	Demi-avocat au jus de citron Galette au sarrasin (sauce tomate, champignons, fromage), salade verte Yaourt nature aux dés de fraise	Salade de tomates à l'huile d'olive et pincée de levure maltée Sardines au naturel ou à l'huile d'olive, quinoa Salade de pamplemousse à la cannelle

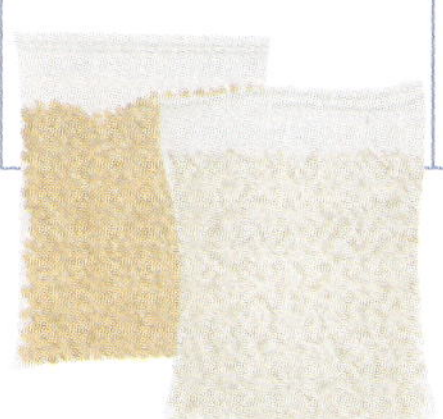

LE BON CONSEIL DE Dr. Good!

N'hésitez pas à ajouter quelques éclats de noix dans la salade verte : elles apportent des protéines ainsi que des oméga-3 (ALA, voir p. 25) et divers minéraux. Et pensez régulièrement au quinoa, à la place du riz ou des pommes de terre : ses protéines renferment tous les acides aminés.

Jour 6

Petit déjeuner	Déjeuner	Dîner
Thé ou café Pain au levain, fine couche de beurre ou de purée d'amande Yaourt au bifidus, pincée de germe de blé Ramequin de fruits rouges	Artichaut vinaigrette Œufs brouillés aux herbes, salade de mâche et pain toasté Salade de fruits à la menthe	Salade composée : pousses d'épinards, cubes de patate douce rôtis au four, miettes de feta, avocat, noix, vinaigrette à l'huile de noix et vinaigre de cidre Fromage blanc au coulis de fruits rouges

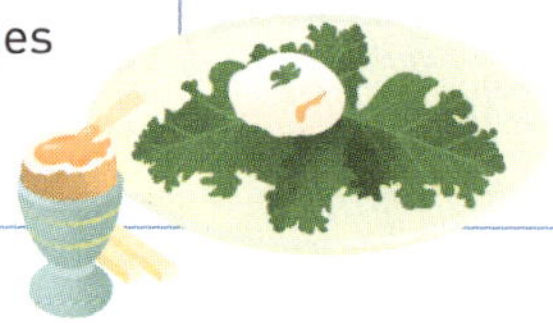

LE BON CONSEIL DE Dr.Good!

Quand vous préparez une salade avec du fromage, n'ayez pas la main trop lourde et ne remplacez pas 100 g de poulet par 100 g de fromage, beaucoup plus riche en lipides et en calories. Gardez en tête la portion standard de 30 g de fromage, ce qui correspond à une portion individuelle, à répartir en miettes, en dés ou en copeaux sur votre salade.

Jour 7

Petit déjeuner	Déjeuner	Dîner
Thé ou café Bol fruité : yaourt nature, compote maison, fruits rouges, flocons d'avoine et germe de blé	Plateau de fruits de mer : huîtres, palourdes, bulots, crevettes... Salade verte Salade de fruits	Grande salade composée : pâtes complètes, courgettes grillées, basilic, tomates cerises, miettes de chèvre frais et 1 œuf mollet Petits-suisses au coulis de fruits rouges et amandes effilées

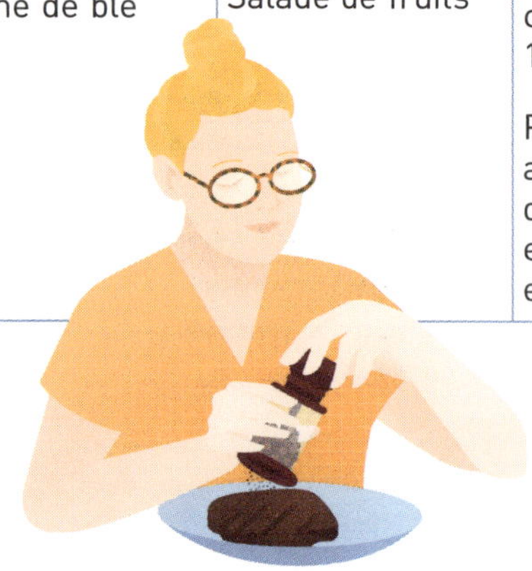

LE BON CONSEIL DE Dr.Good!

Si vous aimez les fruits de mer, offrez-vous de temps en temps un plateau, au restaurant ou chez l'écailler : ce sont des concentrés de vitamine B12, de fer, de zinc, d'oméga-3 et d'une foule de minéraux tels que le sélénium ou l'iode. Accompagnez-les de jus de citron (sa vitamine C booste l'assimilation du fer).

Profil 3 : Vous voulez de la qualité avant tout

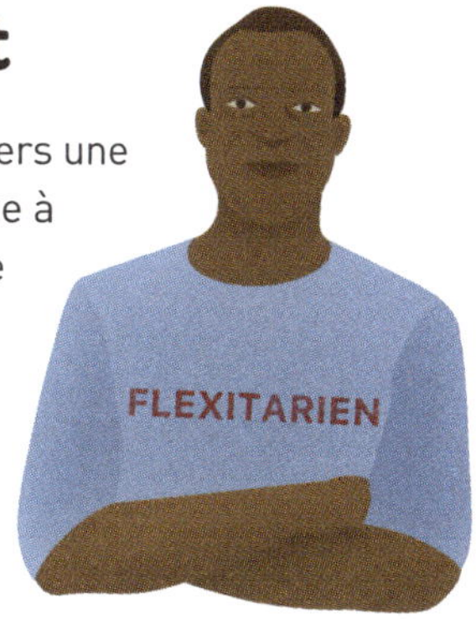

Vous n'êtes pas complètement prêt à arrêter la viande, mais vous vous orientez vers une consommation de qualité : le flexitarisme semble tout à fait vous convenir ! Reste à le mettre en place selon vos habitudes : ici, nous avons choisi de proposer une semaine de menus incluant une viande rouge et une viande blanche, mais vous pouvez bien sûr l'adapter selon vos envies, et ne mettre la viande rouge au menu qu'une fois tous les quinze jours, ou tous les mois. Le grand avantage du flexitarisme, comme son nom l'indique, c'est qu'il est... flexible ! Reste aussi à trouver l'artisan chez qui vous serez certain de la qualité proposée.

Vos trois objectifs principaux

1. **Mettre seulement deux portions de viande au menu de la semaine,** une blanche et une rouge (ou moins si vous préférez). Et, bien sûr, en choisissant des viandes bio ou labelisées, et « brutes », c'est-à-dire non transformées ni sous forme de saucisses, plats cuisinés, etc.
2. **Identifier les artisans de qualité.** Un bon artisan affichera souvent les récompenses qu'il a reçues dans sa boutique, des photos des élevages avec lesquels il travaille, et, surtout, saura vous répondre exactement sur l'origine des viandes qu'il propose et sur la façon de les préparer. Faites le tour de votre quartier, et posez des questions !
3. **Cuisiner maison.** On a souvent tendance à remplacer la viande par des produits végétaux ultra-transformés (galettes ou hachés végétaux). Mais ils contiennent souvent du sucre ajouté, des additifs et pas mal de sel.

Une semaine de menus flexitariens

Jour 1

Petit déjeuner	Déjeuner	Dîner
Thé ou café Fromage blanc au muesli floconneux Compote aux éclats de noisettes	Salade de pois chiches, tomates et poivrons grillés Papillote de cabillaud au citron, courgettes poêlées Kiwi	Velouté de potimarron aux graines de courge Riz sauté aux haricots rouges et tomates cerises Petits-suisses au coulis de fruits rouges

LE BON CONSEIL DE Dr. Good!

Au menu ce soir, un dîner végétarien qui apporte tous les acides aminés essentiels grâce à la combinaison de légumineuses (haricots rouges), de céréales (riz) et de graines dans le potage ! Quant aux fruits rouges, leur vitamine C améliore l'absorption du fer des végétaux.

Jour 2

Petit déjeuner	Déjeuner	Dîner
Thé ou café Pain au levain légèrement beurré Fromage blanc aux dés de pruneau	Carottes râpées à l'huile d'olive et au jus de citron Poulet bio, riz basmati à la coriandre Salade d'ananas	Houmous et pain pita Omelette aux champignons, salade de mâche Yaourt au miel et aux noix

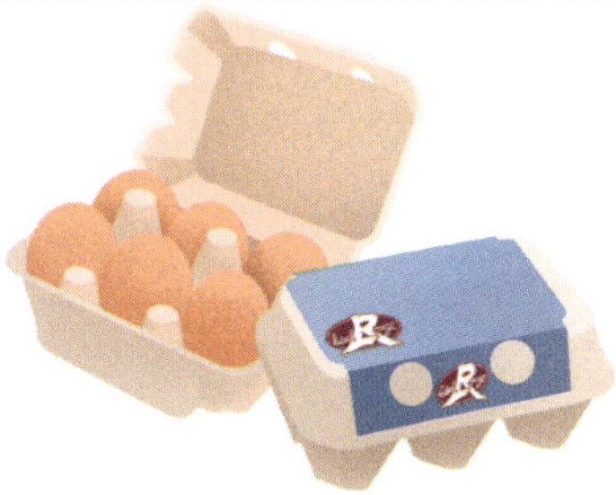

LE BON CONSEIL DE Dr. Good!

Pour les œufs, cap sur un label bio ou un Label Rouge (en tout cas, il faut qu'ils soient issus de poules élevées en liberté). Gare aux œufs vendus au marché, dans de jolis paniers : ce n'est pas parce qu'ils ont l'air d'arriver de la ferme qu'ils sont de qualité. Regardez le chiffre inscrit sur la coquille : il n'est pas rare d'y lire le chiffre 2... Vous, vous voulez du 0 ou du 1 (voir p. 39) !

Jour 3

Petit déjeuner	Déjeuner	Dîner
Thé ou café Tartines de pain au levain, beurre ou purée d'amande Yaourt à la compote maison et amandes effilées	Salade de brocoli en vinaigrette Lentilles corail aux épices, œuf poché Fruits frais	Artichaut vinaigrette Sardines au naturel ou à l'huile d'olive, pommes de terre vapeur Crème à la vanille maison

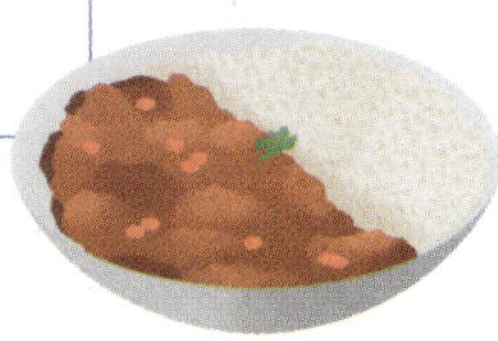

LE BON CONSEIL DE Dr. Good!

Pas le temps de cuisiner ce soir, vous étiez prêt à dégainer un plat cuisiné ? La bonne idée : des sardines en boîte, excellente solution quand il s'agit de préparer à manger façon express, et encore plus rapides à préparer qu'un plat industriel ! On les choisit simplement à l'huile d'olive ou au naturel, et non à l'huile de tournesol (riche en oméga-6).

Jour 4

Petit déjeuner	Déjeuner	Dîner
Thé ou café Pain au levain, fine couche de beurre ou de purée d'amande Fromage blanc Clémentines	Salade de haricots verts, persil ciselé et graines de sésame Moules au vin blanc, sarrasin Compote pomme-poire	Velouté de carottes au cumin Poêlée de courgettes, purée de pois cassés et graines de courge Yaourt au bifidus

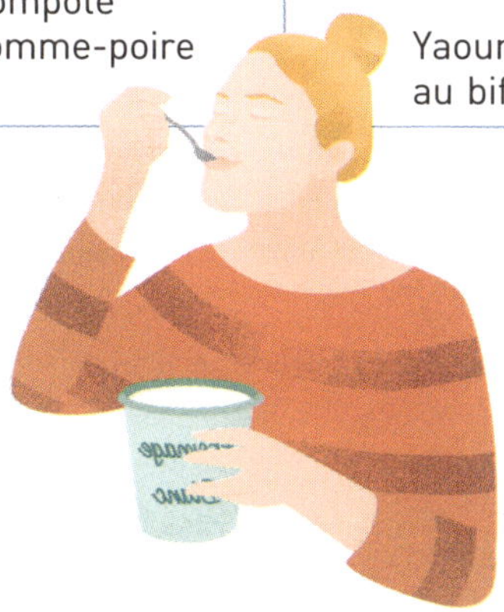

LE BON CONSEIL DE Dr. Good!

Protéinées et riches en fer, les moules sont d'excellentes alternatives à la viande : n'hésitez pas à les adopter régulièrement. Surgelées, elles sont aussi pratiques et faciles à avoir en permanence à disposition.

Jour 5

Petit déjeuner	Déjeuner	Dîner
Thé ou café Mélange de flocons d'avoine, dés de pomme, raisins secs, amandes, avec du lait demi-écrémé	Poireaux vinaigrette Poisson du jour, riz basmati Ananas rôti à la vanille	Velouté de chou-fleur à la ciboulette Gratin de pâtes aux légumes et à la mozzarella Clémentines

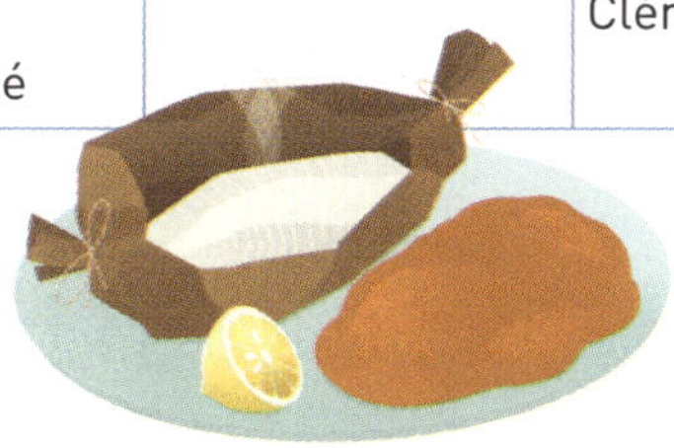

LE BON CONSEIL DE Dr. Good!

À midi, vous déjeunez à la brasserie à côté du travail, là où vous avez l'habitude de prendre systématiquement un steak haché-frites. Posez-vous la question en toute franchise : est-ce par goût véritable ou par habitude ? Et essayez de prendre plutôt le poisson du jour, pour changer... Vous découvrirez peut-être une recette qui vous le révélera sous un nouveau jour !

Jour 6

Petit déjeuner	Déjeuner	Dîner
Thé ou café Pain aux noix, fromage frais Compote de pommes	Salade d'endives aux noix Cabillaud rôti au pesto, riz basmati Part de tarte aux pommes maison	Velouté de carottes au cumin Wok de tofu aux légumes (germes de soja, brocoli, champignons...) Pomme au four à la cannelle

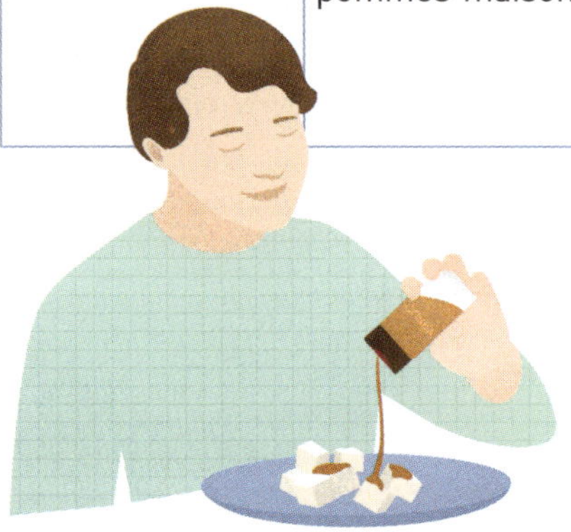

LE BON CONSEIL DE Dr.Good!

Au rayon tofu, on trouve de tout. En grandes surfaces, celui vendu à température ambiante n'est pas gustativement le plus intéressant. Idéalement, achetez-le au rayon frais d'un magasin bio, et commencez pourquoi pas par un tofu aromatisé au curry ou au basilic : une bonne façon de vous initier si vous avez peur de ne pas aimer.

Jour 7

Petit déjeuner	Déjeuner	Dîner
Thé ou café Bol coco : yaourt brassé, dés de banane, flocons d'avoine, chocolat noir râpé, 1 cuil. à café de noix de coco râpée	Poireaux vinaigrette Pavé de bœuf, purée de potiron aux noisettes Ananas rôti	Salade de tomates au basilic Quiche aux légumes, salade verte Yaourt au lait de coco

LE BON CONSEIL DE Dr.Good!

Voici votre viande rouge de la semaine. Prenez le temps d'aller l'acheter chez un bon artisan (si vous n'en connaissez pas, demandez des adresses à vos amis et voisins, ils seront ravis de vous faire partager leurs bons plans). Demandez au boucher ses conseils de cuisson (une cuisson réussie peut tout changer, comme une cuisson gâchée peut tout ruiner). Et veillez bien sûr à ne pas la laisser noircir.

L'ordonnance santé

Manger moins de viande et de meilleure qualité, mettre plus souvent les protéines végétales à l'honneur, c'est finalement facile et gourmand ! Petit récap des cinq points à retenir.

1. *On choisit impérativement une viande de qualité.* S'il faut boycotter une catégorie de viande, c'est bien celle présente dans les supermarchés, en barquettes premiers prix ou en promo façon « 10 côtelettes pour le prix de 5 ». On oublie aussi les viandes transformées et leurs dérivés : plats cuisinés à base de viande, nuggets, cordon bleu, escalopes panées... En cas d'envie, on les fait maison !
2. *On la cuit sans la faire carboniser :* les parties noircies renferment des composés toxiques. On privilégie donc des cuissons braisées, en papillote (pour les viandes blanches), à la vapeur ou à la poêle avec un peu d'huile, mais sur un feu pas trop vif.
3. *On adopte la soirée veggie une fois par semaine (ou plus) :* c'est l'occasion de découvrir de nouvelles recettes et de partager un moment convivial en famille ou avec des amis.
4. *On garde en tête le ratio « 50 % de protéines animales et 50 % de protéines végétales ».* En pratique, on peut le traduire par « un repas sur deux ».
5. *On végétalise son assiette* en adoptant la combinaison « légumes + légumes secs + céréales complètes ». Et on parsème quelques graines en supplément !

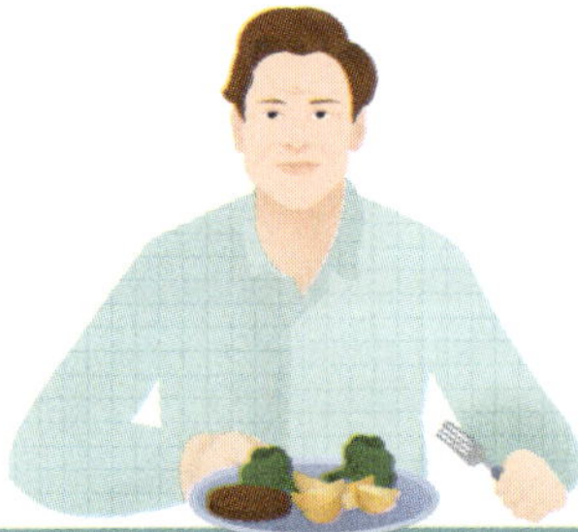

On se revoit dans 6 mois...

Vous êtes prêt à revoir vos menus pour diminuer votre consommation de viande, à végétaliser votre assiette et même à changer les habitudes de toute votre famille ? Dans six mois, où en serez-vous ?

Vous avez divisé par deux ou plus votre consommation globale de viande (rouge, blanche, volaille, charcuterie...).	☐ OUI	☐ NON
Quand vous achetez de la viande rouge, c'est uniquement une viande de qualité chez un artisan boucher de quartier ou un morceau labellisé.	☐ OUI	☐ NON
Vous avez instauré une journée veggie par semaine (et votre famille a été conquise : la preuve, tout le monde participe à tour de rôle !).	☐ OUI	☐ NON
Vous avez arrêté les viandes transformées ou préparations peu qualitatives (boulettes industrielles, nuggets, cordon bleu...).	☐ OUI	☐ NON
Vous avez découvert et adopté des ingrédients que vous ne consommiez pas avant (ou peu) : haricots rouges, quinoa, sarrasin...	☐ OUI	☐ NON
Un apéro avec des copains ? Fini le saucisson, désormais, c'est un ramequin d'houmous avec des bâtonnets de légumes, ou des amandes.	☐ OUI	☐ NON
Pour le poulet du dimanche, c'est du bio ou Label Rouge, obligatoirement élevé en liberté !	☐ OUI	☐ NON
Vous n'achetez plus que du jambon bio sans nitrites.	☐ OUI	☐ NON

Pour vous situer

TOTAL DE OUI ______

- **Plus de 4 OUI :** Vous êtes devenu un vrai flexitarien responsable ! À vous de voir si vous avez envie de diminuer encore votre consommation de viande, mais dans tous les cas, bravo !
- **Moins de 4 OUI :** Vous êtes sur la bonne voie, mais vous n'avez pas encore abandonné toutes vos anciennes habitudes. Refaites un tour pp. 21-24 pour vous remémorer toutes les bonnes raisons de limiter votre consommation de viande.

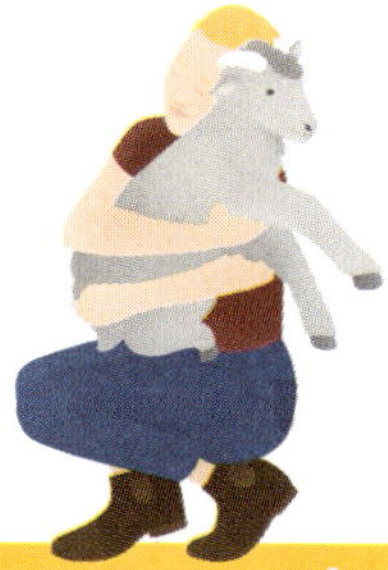

Pour en savoir plus

Sites Internet

- **CIRC** (Centre international de recherche sur le cancer) : www.iarc.fr/fr/
- **NutriNet Santé** : etude-nutrinet-sante.fr
- **ANSES** (Agence nationale de sécurité sanitaire de l'alimentation, de l'environnement et du travail) : www.anses.fr
- **FAO** (Organisation des Nations unies pour l'alimentation et l'agriculture) : www.fao.org
- **CERIN** (Centre de recherche et d'information nutritionnelles de l'industrie laitière) : www.cerin.org
- **Interbev (Interprofession bétail & viande)** : www.interbev.fr et www.la-viande.fr
- **PNNS (Programme national nutrition santé)** : www.mangerbouger.fr/PNNS
- **Groupe Casino (informations sur le label « bien-être animal »)** : www.groupe-casino.fr

Bibliographie

- *Consommation et modes de vie,* septembre 2018, Crédoc.
- *Carcinogenicity of consumption of red and processed meat: What about environmental contaminants?* Environmental Research, 2016.
- *La consommation de viande en France,* Christelle Duchène, Jean-Louis Lambert et Gabriel Tavoularis, coll. Cahiers nutrition, CIV, 2017.
- *Protéines animales-protéines végétales : Quel équilibre pour une alimentation durable,* Didier Rémond, Unité de Nutrition Humaine, Clermont-Ferrand, INRA.
- *Diversification de la ressource protéique en alimentation humaine et animale, État des lieux et perspectives,* Éric Bardon, Claire Gaudot et François Vedeau, Ministère de l'Agriculture et de l'Alimentation, avril 2019.
- *Update on protein intake: importance of milk proteins for health status of the elderly,* Robert R. Wolfe, Nutrition Reviews, 2015.
- *The Impact of Cooking of Beef on the Supply of Heme and Non-Heme Iron for* Humans, Food and Nutrition Sciences, 2020.
- *Meat lipids, NaCl and carnitine: Do they unveil the conundrum of the association between red and processed meat intake and cardiovascular diseases?* Meat Sci. 2020.
- *Dietary Reference Intakes for Energy, Carbohydrate, fiver, fat, fatty acids, cholesterol, protein and Amino Acids (macronutrients),* FNB, IOM, p 5-17, 2002.
- *Équilibre entre les macronutriments, Contribution des macronutriments à l'apport énergétique,* ANSES, Rapport d'expertise collective, 2016.
- *Red and processed meat intake and cancer risk: Results from the prospective NutriNet Santé cohort study,* 2018.

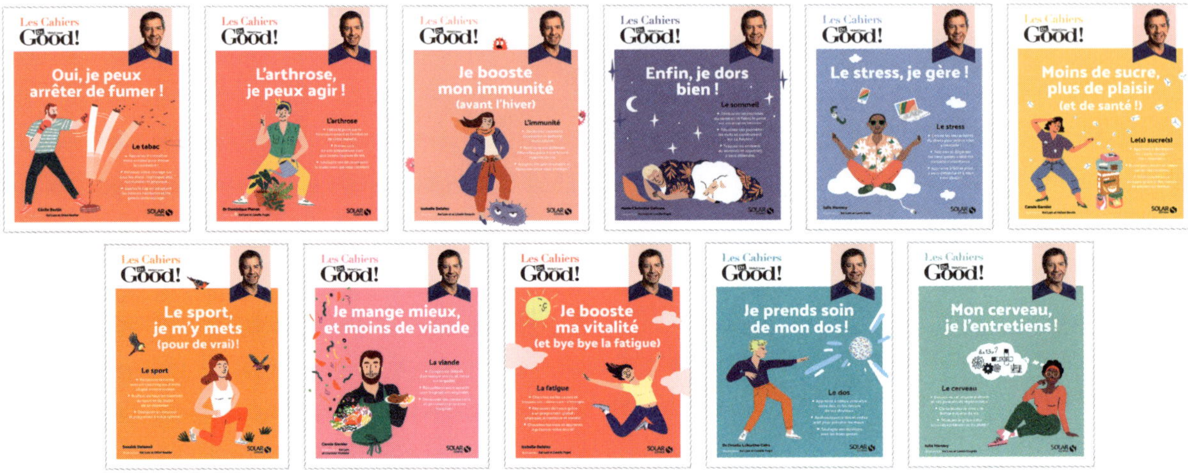

Direction : Jean-Louis Hocq
Direction éditoriale : Marion Guillemet
Collaboration éditoriale : Stéphane Dellazzeri
Responsable d'édition du projet : Lama Younès Corm
Suivi de production éditoriale : Camille Batschelet-Prieur
Conception de la maquette intérieure et de la couverture : Stéphanie Brepson
Photo de couverture : ©Alex Mahieu
Correction : Judith Nouvion
Mise en pages : Nord Compo
Fabrication : Laurence Duboscq

ISBN : 978-2-263-17291-5
Code éditeur : L17291
Dépôt légal : mars 2021
Imprimé en France par Imprimerie Clerc à Saint-Amand-Montrond

Solar, un département Edi8
92, avenue de France
75013 Paris